リストカット
自傷行為をのりこえる

林 直樹

講談社現代新書

1912

はじめに

自傷行為とは、自らの身体を意図的に傷つける行為を指す言葉である。苦痛を避け、快感や安楽を求めることは、人間のもっとも基本的な欲求の一つだから、これはとても奇妙な行動というべきだろう。ところが、この自傷行為は、私たちの社会において相当に高い頻度で生じており、しかも現在、不気味な増加傾向を見せているのである。

たとえば、すでに救急医療の現場では自傷行為への対応がその業務のかなりの割合を占めているし、また、リストカットをした女子生徒が立て続けに学校の保健室を訪れる状況が報告されてもいる。さらに、ウェブ上のホームページにおいて、自傷行為(「リスカ(リストカット)」や「アムカ(アームカット)」)の写真が公開されたり、自傷者同士の交流がおこなわれたりして、事態は一種の文化的現象としての様相を見せ始めている。

自傷行為への理解を深め、それへの対策を講じることは、焦眉《しょうび》の急の課題である。そのためには、自らが自らの身体を傷つけるにいたった事情を知る必要がある。そのほとんどのケースでは、精神的に深刻な事態が生じている。それゆえ自傷行為は、自傷者が精神的な問題を抱えていることを示すサインなのである。さらに自傷行為によって翻弄《ほんろう》される周囲の人々への対応もしばしば必要になる。このような事情から、精神保健の専門家にそれへの対策を示すようにとの期待が集まるのは当然のことである。

しかし、自傷行為を理解し適切に対応することは、一般に容易な課題ではない。

その第一の理由は、自傷行為が通常の理解を超えているばかりでなく、周囲の人々に心理的な衝撃を与え、動揺や恐怖心を呼び起こす性質があるからである。そのようなものから目を覆いたくなるのは人間のごくあたりまえの感覚である。

対応困難の第二の理由は、自傷行為をする人自身が自分の内面に渦巻く自己破壊の衝動にうまく対処できていないことである。この問題への対応は、自傷行為をする人自身が、望むらくは周囲の人々と協力しながら、その解決策を模索するという形にならざるをえないが、ほとんどの場合、厳しい状況の中で自傷者の力が弱まっているという現実がある。自傷行為への対応がしばしばスムーズに進まないのは、これらの事情からやむをえないところがある。

本書の前半にあたる第一章から第六章では、自傷行為についての基本的な精神医学の知見を紹介する。さらに第七章以降では、自傷行為への対応のための具体的な指針や治療の方法を提示する。それらは、学校や地域の現場での対応や医療機関における治療の有効な手立てとなることが期待される。

緊急に自傷行為への対応について知りたい方は、後半の第七章、第八章の自傷行為への対応・治療から読まれるのがよいだろう。そこに示されている回復の道筋は、労苦のただなかにある自傷者やその対応にあたる人々に参考としていただけるものと思う。もちろん、いかに自傷行為が発生するかが示されている本書の前半も、自傷行為への理解をいっそう豊かなものとするために役立つだろう。

筆者は、このように構成された本書が自傷行為への対応に少しでも多く貢献することを願っている。

目次

引用文献・参考文献

第一章　自傷行為とはなにか？

切る、裂く、刺す、殴る、咬む……

自傷行為とは、自分で自分の身体を傷つける行動を指す用語である。この自傷行為には、ごくさまざまな行動が含まれている。

自傷行為の中で一般によく知られているのは、手首などの四肢、顔や頸部、腹や胸といった身体のさまざまな部位を刃物で切ること（自己切傷）である。剃刀《かみそり》などで手首を切るリストカットは、まさしくその典型である。また、皮膚を引き裂くこと（自己裂傷）やひっかくことも自傷行為に含まれる。さらに身体を、鋭いもので突き刺すこと（自己刺傷）、火傷《やけど》を負わせること（自己火傷《かしょう》）、殴ること（自己殴打）、咬《か》むこと（自己咬傷《こうしょう》）、手や足の指などの身体の突起した部分を切断することも含まれる。自傷行為には、いっそう特異なものもある。それらは、自己身体の一部（たとえば、指や口唇）を食べてしまうこと、眼球を突いたりくりぬいたりすること、性器の切断といった行動である。

このように書くと、自傷行為はいかにも馴染みの薄い日常からかけ離れた異常な行動と受け取られるかもしれない。しかし、実際には、次に示されるように高い頻度で発生しており、その実態が多くの人に知られていないだけなのである。また、その中にはわが国の一つの習俗といえるようなよく知られている行為もある。たとえば、非行少年に多く見られる「根性焼き」や、暴力団関係者などの「指詰め」は、それぞれ自己火傷、自己手指切断という自傷行為である。自傷行為は、このように広がりのある行動の総称である。

さらにそのほかにも自傷行為との区別が難しい自己破壊的行動がある。まず、このような自傷行為に密接に関連しており、しかも頻度の高いものとして、過量服薬（市販薬や処方薬を規定以上に大量に服用すること）を挙げることができる。これは、とくに救急医療機関で重大な問題となっており、しばしば自傷行為と同列のものとして扱われている。また、自らの身体に害が及ぶことを承知でおこなわれる過食（発作的に異常な量の食物を食べてしまうこと）やアルコール・薬物の乱用・依存は、自傷行為そのものではないものの、自傷者にとりわけ多く見られており、自傷行為と深く関連している行動である。これらは、自傷行為が直接的な自己破壊行動であるのに対して、間接的に自己を破壊する行動だといえる。

さまざまな場での自傷行為

次に、従来の調査結果から、どのような種類の自傷行為が一般的であるかを示すことにしよう。自傷行為の発生頻度についての調査結果は、研究対象となった人々の年齢や性別といった調査の条件によって大きく影響される。そのためここでは、自傷行為が多く見られる若い世代の人々を対象とした調査と、救急医療機関において自傷行為（自殺未遂）の

表1　大学生における自傷行為の種類（男性286名、女性254名）（複数回答）
（山口亜希子他「大学生における自傷行為の経験率」『精神医学』46巻、2004年）

自傷経験者37名の自傷行為の種類	人数	（比率）
刃物などで皮膚表面を切る	18	(49%)
尖った物で皮膚を突き刺す	5	(14%)
頭を物にぶつける	3	(8%)
ピアッサーや釘などで穴をあける*	3	(8%)
物に体の一部を強くぶつける	3	(8%)
皮膚表面をむしる	3	(8%)
タバコなどで皮膚表面を焼き焦がす	2	(5%)
その他	8	(22%)

*通常の部位にピアスの穴をあける行為は、ここに含まれない。

ために治療を受けた患者に対する調査とを取り上げよう。

大学生を対象とするある調査では、五百四十人の大学生のうちの三十七人が自傷行為を経験していたことが明らかにされた。

表1に見られるように、刃物などで皮膚の表面を切るという行動は、自傷行為の中でもっとも多く、全体の約半数を占めていた。その他の自傷行為の種類は、刃物で刺す、皮膚をむしる、焼くなど、さまざまであった。また、自傷行為のおこなわれる身体の部位としては、上肢（手首と腕、手掌、手の甲、手の指）が大多数であった。都市部の大学生に見られたこのような特徴は、現在の若い世代の人々に見られる自傷行為の実態を表している。

表2　非致死的自殺未遂（広い意味の自傷行為）、致死的自殺未遂および自殺既遂における自殺の手段

（飛鳥井望「自殺の危険因子としての精神障害」『精神神経誌』96巻、1994年）

	非致死的自殺未遂*	致死的自殺未遂	自殺既遂
飛び込み	0（0.0%）	12（9.0%）	8（5.2%）
飛び降り	19（14.4%）	30（22.6%）	77（50.3%）
刃物	29（22.0%）	46（34.6%）	8（5.2%）
服薬	63（47.7%）	5（3.8%）	3（2.0%）
服毒	13（9.8%）	15（11.3%）	11（7.2%）
首吊り	0（0.0%）	7（5.3%）	25（16.3%）
焼身	6（4.5%）	10（7.5%）	5（3.3%）
入水	1（0.8%）	1（0.8%）	9（5.9%）
ガス	0（0.0%）	6（4.5%）	5（3.3%）
その他	1（0.8%）	1（0.8%）	2（1.3%）
合計	132（100%）	133（100%）	153（100%）

*ここにおける「非致死的」とは、「自殺（未遂）」の手段が死にいたる可能性が小さいことであり、そのまま自傷行為を意味しているものではないことに注意が必要である。

救急医療機関に搬入され、治療を受ける人々にも、多くの自傷行為が見出される。そこでの調査所見から私たちは、重大な身体損傷を伴う自傷行為の実態を知ることができる。表2に示すのは、自傷行為を多く含む非致死的な自殺未遂（広い意味の自傷行為）に対して十分な検討をおこなっている調査である。この「非致死的」とは、その手段によって死にいたることは通常考えられない、致死量以下の分量の過量服薬や、三階以下の高さからの飛び降りといった自殺未遂を指しており、自殺の意図の乏しい自傷行為が多く含まれている。

この表では、非致死的自殺未遂において過量服薬の割合が半分近くであるのに、先の表1で示した調査でもっとも多かった刃物を用いる自己切傷が二〇パーセント強に留まっていることに注目する必要がある。過量服薬が救急医療機関で見られる自殺手段の中で大きな比率を占めているのは、それによって生じる意識障害のために、救急医療機関の治療の対象になりやすいからである。

このように、自傷行為は、けっしてまれな現象ではない。また、これら二つの調査の所見に大きな相違のあることから、自傷行為の種類や頻度は、対象となった人々や調査のおこなわれた場の特性に左右されていることがわかる。

意図的に自分を害する行為

自傷行為を一般用語として用いると、それは、直感的に理解しやすいけれども、そこに含まれる行動がさまざまであり、不明確になりやすいことが問題になる。自傷行為を厳密に定義することは、医学的研究や治療法の開発のために望ましい条件である。しかし、広く認められる自傷行為の定義はまだ確立していない。ここでは、いくつかの自傷行為もし

図1　さまざまな自己破壊的行動の中の「意図的に自分を害する行為」および「自殺関連行動」の位置づけ

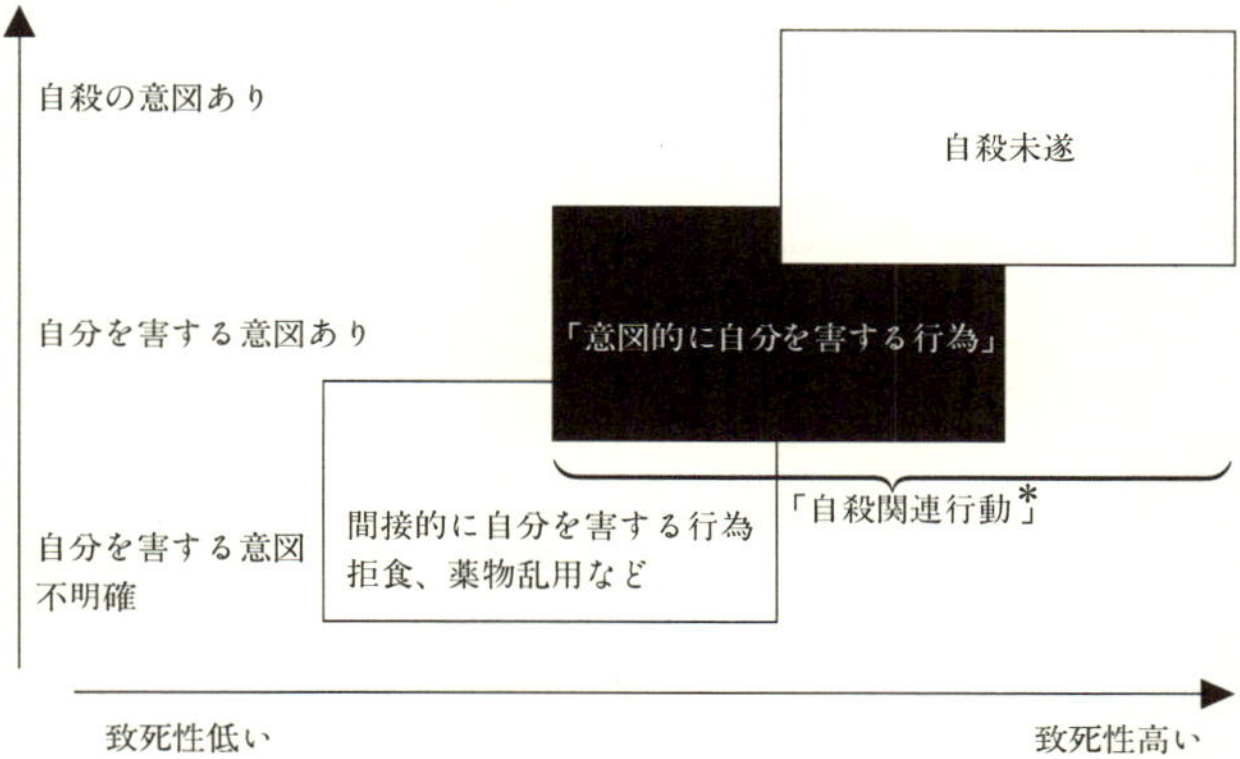

＊自殺関連行動とは、自傷行為と自殺未遂の両方を含む概念である。これについては、第四章で説明する。

くはそれに関連する行動の定義を示すことで、自傷行為の概念について考えることにしたい。

自傷行為の医学的な定義としてしばしば取り上げられるものの一つに、一九八三年に発表された米国のパティソンとカーハンの「意図的に自分を害する行為」の概念がある。この「意図的に自分を害する行為」とされるためには、その行為が意図的に自分自身に対して害を及ぼすものであると同時に、致死性が低いものでなくてはならない。すなわちここでは、致死性の高い高所からの飛び降り、首吊りなどによる明確な自殺の意図を伴う自殺未遂のケースが除外されている。

ここにはまた、過食やアルコール・薬物

の依存・乱用などの著しく不健康なことをして間接的に自分を害する行為は含まれない。

この「意図的に自分を害する行為」と、自殺未遂および間接的に自分を害する行為との関連を図示したのが図1である。この図からわかるように、「意図的に自分を害する行為」は、自分の意思で直接的に自分を害する行為（自殺関連行動）から、自殺未遂とみなされるものを除いた部分に相当している。

米国で長年にわたって自傷行為を研究してきたウォルシュは、「自傷行為」を「意図的に自分の身体を傷つけることであり、それは社会的に受け入れられず、心理的な苦しみを軽減するためにおこなわれるという性質を帯びる」ものだと定義する。これは、「意図的に自分を害する行為」よりも狭い自傷行為の定義である。ここでは、自傷行為を特別な対応を要する問題行動に限定するため、それが社会的文化的に許容されていないことが加えられている。文化的に許容されている自傷行為の例としては、耳たぶにピアスの穴をあけることがあげられる。これは確かに自らを傷つける行為であるが、すでに社会で一般的なファッションとして認められており、特別の対応は不要である。

さらにこの定義の最後で、その意図を「心理的な苦しみを軽減するため」と限定していることは、自傷行為が別の苦しみから逃れるため、そして生き続けるためになされる行為であることを意味している。これは、自傷行為を自殺未遂から区別するためのポイントである。

　文化的現象としての自傷行為を長年にわたって研究してきた米国のファヴァッツァは、自傷行為の概念の一つである「習慣性自傷症候群」を提唱している。この症候群の診断には、自らの身体を傷つけたいという観念が持続しており、その考えに抗しきれずに自傷行為をすること、自傷行為によって緊張が解放され、安堵《あんど》感が生じることといった特徴が認められることが必要である。この「習慣性自傷症候群」でも、前述のウォルシュの定義と同様に、文化的に許容される自傷行為や自殺未遂が除外されており、自傷行為は、死ぬためではなく、むしろ苦しみを減らす、生きるための手段として捉えられている。

　このように自傷行為の定義は、まだ十分に定まっていない。そして、それによっていくつかの問題が生じていることも指摘されなくてはならない。その顕著な例は、処方薬や市販薬の過量服用を広い意味の自傷行為に含めるかどうかが研究者の間で意見がわかれていることである。過量服薬は、ウォルシュの定義する自傷行為やファヴァッツァの習慣性自傷症候群に含まれないものの、「意図的に自分を害する行為」には含まれることがある。このような状況のために、私たちは自傷行為の語が用いられたとき、それがどの概念にもとづいているのかを確認しなくてはならないことがしばしばある。

　なお、本書では、自傷行為をパティソンとカーハンの「意図的に自分を害する行為」とほぼ重なるものとして捉えることにする。それは、その捉え方が自傷行為をなるべく広く捉えて、さまざまな方向から検討するという本書の目的にかなうからである。

自傷行為の広がり

自傷行為の発生頻度の研究は、まだ十分になされていない状況にある。しかし、自傷行為は一般人口においても相当の頻度で発生しているのが現実である。数少ない研究の一つに米国のブリールとジルによるものがある。それによれば、自傷行為の一般人口における経験率は、四・〇パーセントと報告されている。つまり一般の人々のだいたい二十五人に一人が自傷行為を経験しているというのである。

また、自傷行為のために医療機関で治療を受けたケースを調査した英国のガンネルらは、ある地域の一年間の自傷行為の発生率が〇・一七パーセントであったと報告している。これはつまり、毎年一般人口の約六百人に一人が病院での治療を必要とする程度の自傷行為をおこなうということである。これは自殺未遂も含めた自殺関連行動の発生頻度とほぼ同じ数値である。

自傷行為には、それがとくに多く発生する集団のあることが知られている。それはまず、若い世代の人々、および女性である。一般人口に対する調査では、少数の例外はあるものの、若い世代の女性の自傷行為の発生率の高さが確認されている。英国の高校生では、自傷行為の比率が女子で一一・二パーセント、男子で三・二パーセントであったとする調査がある。また、わが国でおこなわれた女子高校生を対象とした調査では、対象の一四・三パーセントに少なくとも一回の「身体を切る」タイプの自傷行為を認め、六・三パーセントが十回以上それを繰り返していたことが報告されている。

一方で、男女差については、それが認められないとする報告もある。たとえば、先に紹介した大学生を対象とする調査（表1）では、自傷行為の発生率は男女とも約七パーセントであった。

精神的な問題を抱えている人々では、さらに高い比率で自傷行為が発生している。たとえば、自傷行為もしくは自殺未遂は、精神科治療を受けている患者の二一パーセント、精神科病院への入院患者の五〇パーセントに見られたという。また、矯正施設に収容された少年でも自傷行為の高い経験率が報告されている。たとえば、ある研究では、少年鑑別所女子入所者で六〇・九パーセント、少年刑務所男子入所者で一四・〇パーセントに自傷行為が認められたとされる。さらに、精神遅滞や自閉症の患者でも、自傷行為の高い発生率が報告されている。たとえば、ドイツの精神遅滞者の施設では、五〇パーセントに自傷行為が認められたという報告がある。

これは、自傷行為の発生が人々のおかれた状況や精神状態によって大きく影響されることを物語っている。このような自傷行為に影響を与えるさまざまな要因については、さらに後の章で取り上げることにしたい。

第二章　ダイアナ妃の苦悩

皇太子妃も自らを傷つけていた

自傷行為の一つの典型であるリストカットは、多くの書籍、マスメディアで取り上げられて、すでに一般の人々にもよく知られるようになっている。その原因の一つは、多くの有名人がリストカットをおこなったことが事件として報道され、人々の注目を集めてきたからである。

かつて英国皇太子妃であったダイアナも、そのような有名人の一人である。本章では、自傷行為をおこなう状態に追い込まれた実例として彼女を取り上げることにしたい。それによって、自傷行為は、ごくさまざまな要因の重なり合いの結果として生じるものであることが明らかになる。

ただし、ここでこの事例を紹介するのは、たんにその自傷行為を問題として示すためだけではない。むしろ彼女の自傷行為からの回復の過程を追うことに力点を置きたいと考えている。この実例から私たちは、自傷行為をおこなう人々が自傷行為を克服しようとするなかで、自分自身の重大な課題と取り組まなければならないことを理解するだろう。

「私は誰かに助けてほしかったの」

ダイアナ妃の自傷行為は、一九八一年七月二十九日、チャールズ皇太子との「世紀の結婚式」のすぐ後に始まり、同年十月頃にピークを迎えていた。

アンドリュー・モートン著『ダイアナ妃の真実』は、ダイアナからみた英国王室の内情を暴露してセンセーションを巻き起こした著作である。そこでは、彼女の自傷行為が赤裸々に記述されている。その自傷行為とは、「あるときはケンジントン宮殿のガラスの陳列棚に身を投げかけ、またあるときは剃刀で手首を切った。レモン・スライサーのぎざぎざの刃で我が身を傷つけたこともあるし、チャールズ皇太子との激しい言い争いの最中に、皇太子のサイドテーブルに置いてあったペンナイフをとりあげ、自分の胸と腿《もも》を切ったこともあった」というものであった。

さらに一九八二年一月、第一子ウィリアム王子を妊娠中の時期には、次のような恐ろしい事件が起きている。ダイアナ妃は皇太子に自殺をほのめかして「家にいてほしい」と懇願したところ、彼は「また始まった」という顔をして相手にせず、乗馬に行く準備を始めた。その後、彼女は「木製の階段の上に立ち、身を投げた。現場を最初に発見したのは、エリザベス女王だった。女王は恐れおののき、ショックのあまり震えだした」。さいわいにも転落によるダイアナのけがはたいしたことがなく、「腹部にかなりひどいあざができた」だけだった。

ダイアナ妃がこれらの自傷行為を初めて自ら公にした一九九五年十一月の英国放送協会(BBC)のインタビュー番組は、世界中に衝撃を与えた。彼女はこのとき、次のようにコメントした。

「心が痛かった。そして、私は心でなく体を傷つけたの。なぜかって? 私は誰かに助けてほしかったの」

これは彼女の行動が、救いを求めるメッセージであったことを示している。このメッセージは、それがおこなわれる状況からも明らかなように、夫チャールズに向けられたものだった。孤立無援の状態にあった彼女には、彼以外に頼れる人はいなかった。

しかしチャールズは、自傷行為によって「彼女が血を流しているのを見ても、相手にしなかった。いつものように、ダイアナが自分で問題をでっちあげていると思った」のだった。さらに一九八二年に階段から身を投げたときも、チャールズは「彼女の状態になど関心がない様子で、予定通り乗馬に出かけ」、戻ってからも彼女を無視し続けたという。

この頃のダイアナ妃は、数えきれないほどのストレスにさらされていた。婚約してバッキンガム宮殿に入って以来、王室という特殊な環境の中で、彼女には安らぐ暇がなく、心理的負担が大きくなっていた。結婚式の前後も、彼女は極度の緊張状態にあり、挙式のリハーサルの際に泣き崩れることがあった。その後もメディアへの対応やさまざまな公式行事が立て続き、「役目が多くてひとりじゃやりきれない」状態であった。それでも彼女は、それらの仕事を必死にこなしていたけれども、うまくやってあたりまえとばかりに、彼女にはなんのねぎらいの言葉も与えられないのだった。

冷えきった夫婦関係

このような境遇にあった彼女にさらに追い討ちをかけたのは、極端に食べることを嫌悪する拒食や、異常な量の食物を食べる過食を症状とする摂食障害であった。彼女には、結婚前から過食症状が見られており、さらに新婚旅行では、一日のうちに四回もの過食と嘔《おう》吐《と》の発作があった。自傷行為が頻発した一九八一年十月、彼女はこのような過食と嘔吐のために、ひどくやせ細っていた。この摂食障害に、彼女はその後も悩まされることになる。

しかし彼女の最大の悩みは、夫チャールズが彼女に対してずっと冷たい態度をとり続けていたことであった。彼女は、夫がひそかに交際している女性がいるのではないかと疑い、強い不安を抱いていた。その女性とは、当時、チャールズの秘書をしていたカミラ・パーカー＝ボウルズである。彼女の不安が事実にもとづくものであったことは、後の二〇〇五年、チャールズとカミラが結婚することによって裏づけられることになる。

一九八一年の結婚式の直前、彼女はチャールズの準備したカミラへのプレゼント（ブレスレット）を発見した。彼女はチャールズの真意に疑念を抱かざるをえなかったのであるが、「いまさらあとにはひけない」という二人の姉セーラとジェーンの言葉に背中を押されて結婚したのだ。結婚直後にも、チャールズのスケジュール表から、カミラの写真がひらりと落ちるといった事件があり、彼とカミラの仲を疑う彼女との間で激しい口論が起きていた。しかしチャールズは、その写真を「記念のもの」などと言い張って、けっして「浮気」を認めようとしなかった。

彼女は、自分が「皇太子妃としてシンボルとして扱われているとわかる」と冷静な見方をすることもあったが、結婚生活への希望を捨てきれないでいた。そして夫チャールズに対する不安や不満を強めていった。

二人の関係をチャールズの側から記述した著作であるニコラス・デイビスの『ダイアナ――孤独なプリンセス』によると、この時期のダイアナには、著しい情緒不安定や、窓からものを捨てたりガラスを割ったりするといった激しい行動が見られたという。そのきわめつけは、ダイアナが花瓶をチャールズに投げつけ、それが命中してチャールズが気絶するという衝撃的な事件であった。二人の関係は、最悪の状態であった。彼女の自傷行為は、このような二人の関係を背景にして生じていたのである。

ダイアナの生い立ち

英国皇太子妃になって誰もが羨《うらや》む境遇にあると思われていたダイアナ妃は、華やかな外見とは裏腹に、このような苦しみを味わっていた。この事態は、さまざまな出来事の積み重ねの結果として理解される必要がある。その過程をダイアナの生い立ちから追ってゆこう。

ダイアナは、一九六一年七月一日、オルソープ子爵（後にスペンサー伯爵）の三女として出生した。彼女の出生は、男児を望んでいた両親を落胆させたという。ダイアナの家庭は、緊張や不満が充満していた。両親は不仲であり、ダイアナ自身、両親の間の激しい言い争いをよく覚えているという。ダイアナはこのような家の雰囲気の中で「自分はやっかい者なのだ」と思いこむようになった。

ダイアナが六歳のとき、両親は離婚した。母フランシスは、四人の子どものうち下の二人、ダイアナと三歳年下の弟チャールズを一緒に連れてゆこうとした。しかし法廷での裁定の結果、二人は、二人の姉と共に父親の元で養育されることになった。その後も父親と母親は、子どもたちに競い合ってプレゼントを贈り、その歓心を買おうとした。このような状況の子どもたちは、養育者との関係が不安定にならざるをえない。ずっと両親の奪い合いの対象だった子どもたちが、乳母たちに対して「母親の後釜《あとがま》に座ろうとしている」と警戒心を抱くのも当然であった。そのため、彼らは乳母たちにひどいいたずらをしたので、乳母たちは長く勤められずにめまぐるしく入れ替わった。

一九七六年、父スペンサー卿は、継母レインと再婚した。このとき、子どもたちはこの女性にも強い反発を示した。一九七八年にスペンサー卿は、脳卒中で倒れたが、このときも継母レインと子どもたちは父親の介護や治療方針をめぐって激しく対立した。

ダイアナは、九歳から寄宿学校に入った。そこでの彼女は「騒々しいうるさい子」であり、地道な努力を好まず、よい成績をとることができなかった。彼女自身、「私はなにをやってもだめでした。絶望し、自分は落ちこぼれだと思っていました」と述懐している。この頃、ダイアナの大食いが級友たちの間で評判になることがあった。これは、後の過食の症状につながる徴候であったかもしれない。

他方、彼女は得意のスポーツとダンスで華々しい活躍を見せた。また、誰にでも優しく接するという性格特徴（パーソナリティ特性）もこの頃からのものだった。学校の夜警係に感謝のプレゼントをして感激させたというエピソードが残されている。彼女はまた、障害者のためのボランティア活動の功績に対して学校から表彰を受けている。

十六歳で寄宿学校を卒業した彼女は、スイスの花嫁学校の寄宿舎に入った。しかしそこに適応できず、一学期で帰ってきてしまい、その後は英国内でお手伝いやベビーシッター、幼稚園の手伝いをしていた。

プリンセスへの不安

ダイアナがチャールズ皇太子と初めて出会ったのは、一九七七年、十六歳のときだった。このとき、チャールズは交際相手の一人であった姉セーラを訪れたのだった。その後も二人は顔を合わせる機会が幾度かあったのだが、本格的な交際の始まりは、一九八〇年七月、二人がチャールズの知人のホームパーティで出会ったことがきっかけであった。ダイアナは、それまで男性と付き合ったことがなく、チャールズははるか遠くのあこがれの存在だった。これに対してチャールズのほうは、それまで幾人もの女性との仲が噂されていた。

ダイアナとチャールズの交際は順調に進んだ。一九八一年二月六日、チャールズのプロポーズがあり、ダイアナはそれを受諾している。同年二月二十四日に婚約が発表され、バッキンガム宮殿に移り住むとすぐに、ダイアナは宮殿での生活の難しさを感じ取った。まったく新しい生活に入って戸惑うばかりの彼女には、「スーパーのレジ係ほどの研修もなかった」という。彼女は不安と緊張のせいで次第に痩《や》せていった。彼女は自分の特別な境遇のために「あと少しで私はもう私でなくなるのだわ」と知人に語っている。この予感は的中した。結婚直後から夫婦関係が大荒れの状態になったのは、先に記した通りである。

立ち直るダイアナ妃

ダイアナの自傷行為は、一九八二年六月二十一日、ウィリアム王子出産の後、みられなくなった。これは、チャールズが育児に協力してくれるようになり、夫婦関係が好転の兆しを見せたこと、そしてダイアナが産後のうつ病の治療を受け始めたことによるものと考えられる。ダイアナは、その後も宮殿での生活において十分な援助が得られなかったけれども、徐々に自分なりのやり方で自らの地位を作り上げてゆく。

同年九月には、自動車事故で亡くなったモナコのグレース王妃の葬儀に単独で列席した。生前のグレース王妃には、折々に励まされたことを恩義に感じていたからである。このときの彼女は、緊張感がみなぎる葬儀の場で、威厳ある態度を示したとして、国民から大いに称賛された。

さらにその年の終わりには、六週間のオーストラリア、ニュージーランド訪問がおこなわれた。この時のダイアナは、彼女を一目見たいとつめかけたおびただしい数の人々の歓迎を受けた。チャールズは、人々の注目がダイアナにばかり集まるのが不満で、彼女にあたりちらしたという。これらの体験は、彼女が自らに人々に感銘を与えることができる才能のあることに気づき、自信をつけるきっかけとなった。

しばらく安定していた夫婦関係は、一九八四年九月十五日の、第二子ヘンリー（ハリー）王子の出産を機に再び冷たいものとなった。チャールズは、第二子が女児でなかったことに失望したと公言をはばからなかった。この後、二人は寝室を別にするようになる。ダイアナとチャールズの間には、その後、いくつもの問題が持ち上がり、マスメディアが二人の不仲説を報じるようになる。たとえば、彼女と夫以外の男性との接触が不倫スキャンダルとして報道されている。

このような混乱した状況の中でも、ダイアナは、自分自身の問題と取り組む努力を怠らなかった。一九八八年、彼女は摂食障害の専門家モーリス・リプセッジの治療を受け始めている。その中で彼女は、ほかにも同じ摂食障害と戦っている人がいることを知って勇気づけられたと述べている。この治療の結果、一日四回の嘔吐が三週間に一度ほどに減少した。しかし、公式行事が重なると、不安・緊張が強まり、過食症状が再発・悪化するのが常であった。彼女はまた、リラクゼーション、催眠療法、アロマセラピーなどの治療法にも関心を抱き、意欲的にそれらを学ぼうとした。

ダイアナは、このような努力によって回復への道を歩んでいった。その中で彼女は、自分の能力を最大限に生かせる活動の場を見出している。それは、エイズ救済活動やホームレス収容施設への慰問といったチャリティ活動である。彼女がそのような場で心の底から相手の力になろうとする姿は、周囲の人々に感銘を与えた。

彼女には、病院で偶然に行きあったある女性の臨終場面に立ち会い、その悲しみを家族とともにしたというエピソードが伝えられている。彼女は、そこに居合わせた人々から、「いつも驚くほど相手の気持ちを理解し、気を配っていました。そこが彼女のすごいところなのです」と評されていた。彼女は、このような体験から自信を深め、自らの人生の目的を認識するようになる。

チャールズ・ダイアナ夫妻の仲のよい夫婦としての演出が続けられていたのは、一九九二年までであった。その年の三月二十九日に亡くなった父君スペンサー卿の葬儀では、儀式が終わるとすぐに二人が背を向けて別れるところを多くの人々に目撃されている。さらに同年六月七日の『ダイアナ妃の真実』の刊行は、冷えきった皇太子夫妻の関係を白日の下にさらした。そしてついに、十二月九日、二人は別居し、以後、公式の場でも別々に行動するようになった。彼女は単独で行動するようになってからも、公式訪問やチャリティ活動で活躍し、人々を魅了し続けた。

悲劇的な結末

チャールズとダイアナの離婚が成立したのは、一九九六年八月二十八日であった。彼女はその後もチャリティ活動などに精力的に関わった。この時期、ダイアナが最大の功績をあげたのは、対人地雷の廃絶運動においてであった。当初、この運動に参加したことでダイアナは、英国の保守政治家の強い非難を浴びていた。しかし彼女は次のような行動によって自分自身の存在感を示すことで、一切の批判を沈黙させてしまった。

一九九七年一月十三日、赤十字特使としてアンゴラを訪問した彼女は、そこで地雷原の中を歩く自分の姿をマスメディアに報道させたのである。世界的な注目を集めたこの光景は、まさに歴史を動かすものとなった。それはまず、対人地雷の廃絶運動を勢いづかせ、その結果、英国をはじめとする国々が対人地雷の使用停止を宣言することになり、さらに同年十二月、カナダのオタワにおいて対人地雷廃止条約が調印されるという歴史的な結末をもたらした。

その年の七月、彼女の身辺には、人生の終幕に向かう大きな動きが展開していた。それは、ハリウッドで映画プロデューサーをしている富豪ドディ・アルファイド氏との交際である。二人は南仏や地中海で一緒にバカンスを過ごした後、パリで運命の日を迎えることになる。八月三十日の夜、ドディからプロポーズがあり、ダイアナはそれを受けたと伝えられている。そしてその直後の翌三十一日未明、ドディ邸に向かう途中、二人はセーヌ川沿いのトンネル内で自動車が中央分離帯の柱に激突する事故によって死亡した。

ダイアナの葬儀はウェストミンスター寺院で英国王室の特別葬としておこなわれた。参列者は彼女の支援していたチャリティ団体の代表者や海外からの賓客など千九百人にのぼり、葬列の沿道は、百万人以上の人波で埋まった。この葬儀の光景はテレビ中継を通じて二十五億人の人の目に焼きつけられた。

ダイアナの人生は、自傷行為をおこなうまでに追い詰められた後に、その苦境の中で自分自身の生き方を見出し、それに従って歩みを進めるという物語としてみることができる。望まれない赤ん坊であり、愛されない妻であった彼女が、この歩みの中で「人々の心に触れ、励まし、最後には彼らの人生の中のほかのなによりも強く、彼らの心を動かした」と評される人物となったのである。ここでは、彼女の自傷行為およびその原因となった問題からの回復が、彼女自身の自己を確立する努力の中で実現されたものであることを確認しておきたい。

なにが彼女を追いつめたのか

さて、ダイアナの自傷行為の発生要因はなんであったのだろうか。まず考えられる直接的な原因は、自殺を考えるまでの絶望感、チャールズに対する怒りといった激しい感情である。その絶望感は、不慣れな王宮での孤立無援の生活などの彼女を取り巻く状況によって誘発されたものであるし、その怒りはチャールズの冷たい態度や裏切りに対するものである。彼女は、それらの激しい感情を自傷行為という極端な行動によって表現しようとした。

チャールズとの関係も自傷行為の発生要因として取り上げられなければならない。彼女のほとんどの自傷行為は、夫チャールズの目の前でおこなわれており、彼に対して助けを求めるメッセージとしての行動であった。しかし、チャールズはそれを「でっちあげ」とみなして相手にしなかった。自傷行為に込められたメッセージは、それがあまりに強い印象を与えてしまうゆえ、周囲の人々にうまく伝わらないことが一般的である。しかし、そのメッセージがうまく相手に伝わらないと、自傷行為が繰り返されるという一種の悪循環の状態に陥るのである。

さらに、ダイアナの自傷行為の原因は、彼女の性格特徴（パーソナリティ特性）にも求めることができる。自傷行為に関連する彼女の性格特徴としては、感情コントロール能力の弱さ、自己評価が低く絶望に陥りやすいこと、自分の感情を認識し、それを言葉によって表現する能力の不十分さ、周囲の人々にうまく自分を表現できないこと、自分の社会的役割や生き方に自信が持てないことなどがあげられる。

これらのパーソナリティの問題は、彼女の生い立ちに源があると考えられる。たとえば、幼い頃の両親の不和や、養育者との関係の不安定さは、自分に自信を持てず、人前に出ることを避けるパーソナリティ特性を生じやすくする。また、自分の感情を把握し、それを言葉で表現する能力の不足は、彼女が内気で控えめであったことから、生育過程の中でそのような能力を伸ばす機会が乏しかったゆえと考えられる。

パーソナリティの問題には、通常、長年の取り組みが必要とされる。彼女の場合も例外ではない。そもそも、当時二十歳になったばかりの彼女に、あの特殊な状況に適応することを期待するのは、酷というものである。しかし彼女は、これらの問題に長期にわたって地道に取り組んで、長い期間をかけてそれらを解決へと導いた。

チャールズとの関係では、事態を冷静に把握できるようになり、不満や怒りを言葉や行動でうまく表現できるようになった。また、自らの社会的役割を自覚し、その役割をまっとうする努力を続けながら、彼女は、自らの弱点を克服することができた。そこではさらに、別の性格特徴が彼女の支えとなった。すなわち、チャリティ活動や人道援助活動への献身というその後の生き方を導いたのは、恵まれない境遇の人々にいたわりの気持ちを抱き、そのような人々に共感できるという彼女のパーソナリティ特性であった。このように彼女の人生には、自らの能力を生かしながらもともとの弱点を克服し、ついには自分の生き方を確立したという道筋を見出すことができる。

ダイアナの自傷行為に関与するもう一つの要因は、摂食障害やうつ病といった精神疾患の存在である。うつ病や摂食障害は、精神的な負担を増大させ、彼女を自傷行為に追いやる一因となっていた。それゆえ、ダイアナがこれらの精神疾患から回復しようとする努力を重ねていたことも、自傷行為の再発を防ぐことに役立ったはずである。このように、自傷行為に並存する精神疾患への治療は、自傷行為からの回復に貢献するものであり、自傷行為への対応の重要な柱となることがまれではない。

自傷行為には、ほかにもさまざまなタイプがあり、ダイアナ妃の自傷行為は、その一つのタイプを代表するものにすぎない。しかし、自傷行為の理解の方法は、本章で取り上げたダイアナの場合と基本的に同じである。本章で示されているように自傷行為が発生する状況やその要因を理解することは、自傷行為に追いやられた人々を援助するために避けることのできない課題なのである。

第三章　さまざまな発生要因
——社会文化的要因および生物学的要因

地域、時代による自傷行為の変化

自傷行為の発生には、前章のダイアナ妃の例で見たような心理的要因のほかにも、社会文化的なものから生物学的なものまで、さまざまな要因が関与している。それらの要因について検討することは、自傷行為を理解し、その対応策を探るうえでやはり重要である。本章では、それらを順次見てゆくことにしよう。

自傷行為の発生において社会文化的要因が関与していることは、その発生の様相が地域、時代によって大きく変化することによって裏づけられる。ここではまず、地域による自傷行為の発生頻度の相違について考えてみよう。

自傷行為の発生頻度の国や地域による相違を明らかにした国際比較研究を紹介しよう。表3に示しているのは、米国のワイスマンらによる九ヵ国の住民に対して実施された自傷行為もしくは自殺未遂（自殺関連行動）の発生頻度の調査研究の所見である。

この表からわかるように、一般人口における自傷行為や自殺未遂の発生頻度は、国ごとに大きく相違している。この頻度の相違は、各国の離婚や別居の比率や精神疾患の比率の違いからその一部が説明できるのであるが、大部分が文化的な背景や社会情勢の違いによって生じたものだと考えられている。

表 3　世界各国の自殺関連行動の経験率と性差

（ワイスマンら Weissman MM, et al. "Prevalence of suicide ideation and suicide attempts in nine countries" Psychol Med 29, 1999）

	生涯経験率（推定値）	頻度の性差（男：女）
米国　ECA研究[注1]	3.13％	1：1.5
NCS研究[注2]	4.84％	1：1.3
カナダ	3.82％	1：3.0
プエルトリコ	5.93％	1：1.5
フランス	4.95％	1：2.6
西ドイツ	3.44％	1：1.5
レバノン	0.72％	1：1.7
台湾	0.75％	1：2.8
韓国	3.20％	1：1.2
ニュージーランド	4.43％	1：2.5

注1、2　これらは、それぞれ1980年代、1990年代に米国においておこなわれた全国規模の一般人口に対する疫学調査である。

次には、自傷行為の発生頻度の時代による変化について考えてみよう。従来から自傷行為の頻度は、時代ごとに変化してきたと考えられている。自傷行為が精神科臨床で問題にされた一九七〇年代から一九八〇年代にかけての研究では、リストカットなどの自傷行為が一九六〇年代から増加したといわれている。この増加傾向は、わが国でも多くの専門家が認めている。

英国のホートンらの研究グループは、自傷行為の時代的変化を一つの地域において実証してみせた。彼らは、英国のオックスフォードにおける一年あたりの自傷行為（意図的に自分を害する行為）をおこなう者の比率が一九八五年から一九九五年の間に約五〇パーセント、さらに一九九〇年から二〇〇〇年の間に三六パーセント増加したことを報告している。自傷行為という特定の行動が時代によってこれほどまで大きく変動することは注目に値することである。オックスフォードは、けっして特別な街ではない。それゆえこのような自傷行為の増加は、世界の他の地域でも起きていると推測される。

自傷行為の「流行」

自傷行為には、「流行」という現象が見られることがある。次に示すのは、新聞記者の小国綾子による二〇〇六年二月六日毎日新聞（夕刊）の記事「自傷行為 悩む学校」（部分）である。

首都圏のある公立中学校では昨年、3年生の間にリストカットが突然広まった。最初は数人だったが、その後続発し、200人足らずの3学年の中で学校が把握しているだけでも20人を超えた。何人もの生徒が次々に「切っちゃった」と保健室を訪れる事態になった。

保健室で手当てした養護教諭は「片手で生徒の手首の手当てをしながら、もう一方の手で別の子の手を握り締めたこともありました。誰もがみんな自分の苦しさに気付いてもらいたがっているようでした」と振り返る。

このような自傷行為の流行は、教育現場、精神科入院施設、矯正施設などで発生したことが報告されている。このような「流行」が起きるメカニズムとしては、従来からモデリング（ほかの人の行動を観察することによって類似の行動が誘発されること）が重視されている。ホートンらの高校生を対象とする調査では、友人や家族の自傷行為を見聞したことが自傷行為の発生要因の一つとなっていることが見出された。これはすなわち、自傷行為が身近で発生すると、それをモデルとして誘発される形で自傷行為が発生するということである。

自傷行為の「流行」は、特定の事件や社会的現象によっていっそう広い地域でも生じることがある。その一例は、英国で発生した一九九七年のダイアナ妃の死の直後に自傷行為および自殺の頻度が（とくに三十歳代の女性で）増加したという現象である。

これは、ダイアナの死がマスメディアで大々的に取り上げられたために生じたものと考えられる。しかし、ダイアナの死は事故死であって、自殺でも自傷行為の結果でもないので、この自傷行為や自殺の増加は、単純なモデリングでは説明できない。これを理解するためには、ダイアナが第二章で記したように一九九五年十一月のＢＢＣでのインタビュー番組などによって自傷行為を世界的に有名にした人物であることに注目する必要がある。すなわち、この現象は、一般大衆の人気の的であったダイアナと、彼女のおこなった自殺未遂や自傷行為とを人々がダブらせて捉えていたことによって生じたものなのである。

自傷行為には、このように身近な人々の自傷行為や、著名な人物に起きた出来事などの影響によって増加するという性質がある。

習俗・信仰と自傷行為

自傷行為は、文化的な習俗や宗教的儀式においておこなわれることがある。世界各地にみられる自傷行為を含む多くの儀式を紹介しているファヴァッツァは、スリランカのタミル民族の祝祭において自傷行為が大きな役割を果たしているという。そこでは、信者たちが熱狂状態の中で、自ら舌や頬を針で刺し通し、さらに自分たちの身体に釣り針を刺して結びつけた縄によって宝物を曳《ひ》いて運ぶという儀式がおこなわれる。ここには、信仰者が自分の身体を痛めつけることによって宇宙を支配している神と合一することができるという考え方があるとされる。

また、死者を悼むための慣習として自傷行為がおこなわれる文化がある。オセアニアや太平洋の島々の一部では、葬儀において残された人々が自分の身体の一部を切断して死者に捧げることが習慣になっている。そこではたとえば、亡くなった人の遺族が自らの指を落とすことによって、家族を喪《うしな》った哀しみを表現するのである。その地域のある王の葬儀では、国中から百本もの切り落とされた指が集められたという。捧げられた指の多さには、亡くなった人物の影響力の強さが反映されている。

キリスト教やイスラム教といった世界宗教も自傷行為と深い関わりがある。この二つの宗教における信仰者の自傷行為は、その受難や殉教の歴史・伝統と重ね合わせられている。とくにイスラム教では、現代でもその傾向が強く残っている。イスラム教シーア派のアリハッサン、フセインといった殉教者の受難を讃える祭りでは、そこで催される殉教の劇に感動した役者や観客の多くが自傷行為をするという。また、フセインの祭りでは、数千人のシーア派信徒によって自らを鞭打つことがおこなわれる。それは、「刑罰、苦難、苦痛……それがわれに多く降りかかれば、それだけ天国への道に入る準備が整うのだ」という殉教者の宗教的な考えに従ってのことである。

キリスト教の歴史の中でも、自傷行為を含む宗教的な苦行が数多くおこなわれてきた。これには、受難によって人間の罪を一身に負い、人間に対する神の赦《ゆる》しを得たというキリストの事績が深く関わっている。たとえば、十一世紀には、禁欲や断食に加えて、自らを鞭で打つといった苦行がさかんにおこなわれた。また、十三世紀のイタリアでは、疫病などの厄災の折に、聖職者に先導されて街の住民が列を作り、自らを鞭で打ちながら行進したことが記録に残されている。この多くの人々の参加する自傷行為には、自らの罪を罰するという宗教的な意味に加えて、災害や疫病を避けるために、それを生じる神の怒りを和らげようという意図があったと考えられている。

今一つの世界宗教である仏教では、宗教的な理由で自傷がおこなわれることがまれであるとファヴァッツァはいう。なぜなら仏教では、生老病死《しょうろうびょうし》という人生の要素すべてが苦しみであり、人間は、すでに苦しんでいるという基本的な考え方があるからである。また、釈尊は、ベナレスにおける最初の説教において極端な苦行をおこなうことを否定している。ファヴァッツァは、このような事情から仏教国では自傷行為の発生が少ないのだろうと述べている。本章の表3を見ると、たしかに仏教圏である台湾、韓国では、他の地域より少ない傾向があるようだ。

指詰めと根性焼き

特定の集団において文化的意味合いの強い自傷行為がおこなわれてきたことは、わが国も例外ではない。ここでは、わが国で慣習的におこなわれてきた自傷行為である「指詰め(断指)」と「根性焼き」について、小原圭司の報告を元に述べることにしたい。

「指詰め」は、現在のわが国の暴力団社会でおこなわれている自傷行為である。これは、自ら自分の指を刃物で切断し、その切断した指を相手に差し出す行為である。この指詰めには、自分のしでかした不始末の責任を取るとか、紛争の調停に際して誠意を証拠立てるとかいった意味がある。これは、暴力団社会という特別な文化をもつ集団における問題解決のための手続きである。

しかし別の時代には、この指詰めにまったく別の意味が込められていた。鎌倉時代の指詰めは、賭博行為に対する刑罰であった。刑罰としての指詰めは江戸時代になって廃止されたが、その後、それは花柳界《かりゅうかい》において遊女と客といった純粋に恋愛感情を交わすのが困難な関係で、お互いの真情を証明するためにおこなわれる行為となった。それはたとえば、遊女が男客に対する真の愛情のしるしとして自らの指を切り、その血で誓いの文書を書くといった行動である。ここでは、指を切ることは、それほど真剣であるという「誓い」や「決意」を象徴していた。

一方の「根性焼き」は、もともと鎌倉時代から文書偽造をした者に対する刑罰としておこなわれていたが、江戸幕府によって廃止された後、意味が大きく変化した。それは指詰めの場合と同じように、主として男女間の愛情において自分の決意のほどを示したり、相手の誠意をたしかめるための行為となったのである。

小原は、江戸時代の有名な遊女が、彼女への愛情を告白する客に対して、その膝に火鉢の熱い炭をのせて真剣さを試したという逸話を紹介している。その客は火傷を負っても動じなかったので、遊女はその客の思いをまことのものとして受け入れたという。

さらに時代が下り、非行少年の間に現代版の「根性焼き」が見られるようになったのは、第二次世界大戦後の一九六〇年頃である。これは、「睡眠薬遊び」や「シンナー遊び」の最中に、ライターの火や火のついたタバコを腕などに押しつけると気持ちいいということから広まった。そこには、火傷による痛覚刺激によって、眠気を払い覚醒状態を維持して、シンナーの酩酊《めいてい》感を味わい続けるという目的がある。

さらに、「根性焼き」には仲間意識を確認し、集団への帰属意識を高めるという意味も認められる。これは、先に取り上げた暴力団関係者の「指詰め」にもいえることである。その集団に属する人々は、根性焼きや指詰めをおこなうことによって男らしさや忍耐力を誇示し、その集団のメンバーである資格のあることを確認するのである。

ここに述べたように指詰めや根性焼きといった自傷行為は、特定の集団の文化的意味を帯びており、暴力団社会や非行集団、恋愛関係において、お互いを結びつける力を発揮してきた。ここではまた、時代や文化によって自傷行為の意味が変化してきたことに注目する必要がある。すなわち、自傷行為は、たとえそれが同じ種類の行為であっても、時代・

文化によってまったく異なる意味を帯びることがあるのである。

文化的現象としてのリストカット

自傷行為には、さまざまな文化的な意味を持つものが少なくない。文化的に定められている自傷行為は、一定のルールやしきたりに従っておこなわれており、その文化の中で特別に問題になることはない。しかし文化に影響されている側面がありながら、対応・治療が必要な自傷行為もある。その代表例は、現代におけるリストカットである。

わが国でもリストカットの語は、すでに一般化しており、近年では、インターネット上の多くのホームページでそれについての情報交換やその傷跡の掲示がおこなわれている。そこでは、その行為をおこなう人々が集まり、リストカッターとしての帰属意識を共有していることが観察される。このような自傷行為には、一種の文化的特性を認めることができる。

わが国のリストカットは、一九七〇年代に米国から伝わったものだと推定されている。米国での流行は一九六〇年代からであり、それ以前の文献にリストカットはほとんど見られない。わが国のリストカットは、米国に遅れること約十年で急速に増加したと考えられる。

このリストカットの歴史は、文化現象の中にも見出される。ここでは、漫画とポップスに表現されているリストカットを、石毛奈緒子の報告に沿って紹介しよう。

それによるとリストカットの最初の少女マンガにおける描写は、一九七三年、萩尾望都の『ポーの一族』に見られるという。そこでのリストカットは、義妹との恋愛関係によって引き起こされた苦悩のために自殺する際の手段であった。このように初期に描写されているリストカットは、主として自殺の手段としておこなわれるものであった。しかし、一九八〇年代には、恋人の気を引こうという目的でおこなわれるリストカットや、対人関係の葛藤への反応として生じるリストカットといった、自殺目的でないものが描かれるようになった。

さらに、一九九〇年代には、第一章で紹介したファヴァッツァの習慣性自傷症候群で見られるような「緊張の解放のため」、「身体感覚を取り戻すため」といった、それ自体に意味のある体験としてのリストカットが描写されるようになる。ここでは同時に、希薄な家族関係、親の無関心、家族の問題、非行などの思春期の人々をめぐるリアルな現代的状況も取り上げられている。さらに、ももち麗子の『とびら』(二〇〇二年)やすえのぶけいこの『ライフ』(二〇〇二年)では、リストカットそのものがテーマとなっており、リストカットにいたる経過やその理由が作品のストーリーとされている。これらは、二〇〇〇年代に出現したリストカットの新しい表現様式である。

それでは、わが国のポップス、歌謡曲におけるリストカットはどうだろうか？　歌謡曲におけるリストカットの描写は、一九七五年の田村イサ夫作詞「20歳のめぐり逢い」のものが最初だとされる。さらに一九七八年、リストカットを描いている谷村新司作詞「涙の誓い」が発表された。これらのフォークもしくはニューミュージックに分類される曲とほぼ同時期に、「熱愛」(あたらしかずよ作詞、一九七八年)、「わかれ港町」(水木かおる作詞、一九八四年)、「おまえの港」(徳久広司作詞、一九九〇年) といった演歌にもリストカットが登場している。

これらの歌詞における描写の特徴は、それが「治癒した傷跡」であるという静的なものであり、そこに歌い手 (男性) の恋愛対象 (女性) に対する愛情・同情・憐憫《れんびん》が表現されていることである。

その後、リストカットは、J-ポップと呼ばれるジャンルでしばしば扱われるようになる。そこでは、従来の自傷行為の「痕跡」ではなく、現在おこなわれている行為としてのリストカットが歌われている。たとえばX　JAPANが歌う「Rusty Nail」(YOSHIKI作詞、一九九四年) には、「赤い手首を抱きしめて泣いた」という描写がある。すなわちここでは、リストカットが衝撃的な心理描写の題材として、もしくは衝撃的なイメージを喚起するものとして使用されているのである。

ここで示された漫画や歌謡曲における描写の変化は、社会一般のリストカットの捉え方の移り変わりを反映している。同時にこれらのリストカットの表現は、一般の人々にも影響を与えて、リストカットの発生を刺激した可能性がある。このような過程の中で、実際におこなわれているリストカットの特徴が漫画家やアーティストに伝えられて、いっそうリアルな描写がおこなわれるようになったと考えられる。このように文化的な表現と実際におこなわれている行為が互いに影響しあっていることも、現代のリストカットが一つの文化現象であることの証《あか》しであろう。

生物学的要因

次に自傷行為の生物学的背景に目を転じてみよう。現在、脳についての生物学的な研究によって、自傷行為に関わる生物学的な要因が明らかにされようとしている。この生物学的要因は、デリケートな人間の心理とは縁遠いものと感じられるかもしれないが、人間の行動を左右していることは疑いようのない事実である。ここでは、自傷行為の発生の基盤と考えられる生物学的要因を神経伝達物質の異常、痛覚の異常、覚醒度との関係としてまとめよう。

神経伝達物質とは、神経系の神経細胞同士の接続部分（シナプス）において信号を伝達する役割を担う化学物質である。現在、五十種類以上の神経伝達物質が知られており、それぞれがさまざまな精神機能と関わっている。ここで主に取り上げられる神経伝達物質は、セロトニンとドーパミンである。

セロトニン系（セロトニンによって支配されている神経系）の機能低下は、自傷行為や自殺未遂と関係があることが繰り返し報告されている。攻撃的、衝動的行動とセロトニン系の機能低下との関連は、もともと動物実験において証明されていた。人間でも、自殺や自傷行為、衝動的攻撃的行動を示す人でセロトニン系の機能の低下が認められることが報告されている。たとえば、自傷行為や自殺未遂の患者で脳脊髄《せきずい》液中のセロトニンの代謝産物（体内で分解されて生じる物質）の濃度が低下していることや、セロトニン生成に関わる遺伝子や神経細胞の接続部分（シナプス）のセロトニン濃度を調節するたんぱく質を生成する特定の遺伝子が自殺未遂の生じやすさと関連していることが見出されている。

ドーパミンも自傷行為との関連が議論されている神経伝達物質である。実験動物にアンフェタミン（ドーパミン系を活性化する作用をもつ覚醒剤）を持続的に投与すると、自傷行為が生じることが知られている。さらに、ジル・ドゥ・ラ・トゥレット症候群（若い男性に多いチックと汚言症〔汚い言葉を反射的に発する症状〕を特徴とする精神疾患）では、ドーパミン拮抗《きっこう》薬

（ドーパミンの作用を抑える薬剤）の投与によって、その約三〇パーセントに認められる自傷行為が改善することが報告されている。このような知見は、ドーパミン系の機能の亢進《こうしん》が自傷行為と関わっていることを示唆している。

痛みの感覚の異常も、自傷行為の発生要因の一つだと考えられている。自傷行為と痛みの感覚の異常の関連を示す端的な例は、無汗無痛症という先天性疾患である。その患者では、先天的に発汗機能が欠如しているほかに、全身の痛覚が低下していることが特徴になっている。その患者は痛覚を感じられないために、関節の変形や深い創傷にいたるまでの自傷行為を繰り返してしまう。痛覚とは、自傷行為を抑止するためになくてはならないものなのである。

このように痛覚の異常は、自傷行為の原因となる可能性がある。これに関連して、エンドルフィンという痛みの発生を抑える脳内の生化学物質（麻薬類似物質）の不適切な分泌が自傷行為の原因の一つだという学説がある。これに関連して、自傷行為をしている人の脳脊髄液中のエンドルフィン濃度に異常が認められるという報告がある。また、別の痛み刺激を生じることで特定の苦痛を軽減するという生理的なメカニズムによって苦しみを減らすために自傷行為がおこなわれるという仮説もある。

自傷行為は、覚醒度を生理的に変化させる手段として利用されているとも考えられている。実験動物で青斑核《せいはんかく》と呼ばれる脳の一部位が破壊されると、自傷行為が生じることが知られている。青斑核には、覚醒度を保つという機能がある。それゆえ、青斑核の破壊によって生じる自傷行為は、それによる覚醒度の低下を補うための行動と考えられる。自傷行為の一部には、低い覚醒度の状態に対して痛みを発生させることによって覚醒度をあげるという意味があるのかもしれない。これは、現代の「根性焼き」に、眠気を振り払い「睡眠薬遊び」の酩酊感を味わえるようにするという目的があるという、先の記述と呼応している。

ところがそれとは逆に、自傷行為は、焦燥感や怒りが引き起こす過剰な覚醒状態をやわらげるためにおこなわれる場合がある。たとえば、過剰な覚醒状態にある実験動物のサルが自傷行為の後で落ち着きを取り戻すのが観察されているし、先に述べたドーパミン系の機能亢進によって誘発される自傷行為は、それによって生じた過覚醒を減じるための行為であると考えられている。また、第五章で述べるように、人間においても自傷行為が、過剰に高まった覚醒度を下げて（焦燥感が強まり、刺激に過敏になっている状態を緩和して）、リラックスするために自傷行為をおこなうケースがあることが報告されている。すなわち、自傷行為は、生理学的な立場から見るなら、覚醒度が過剰に低下もしくは亢進した状態に対して、覚醒度を適切なレベルに調節するためにおこなわれる行為なのである。

ここで示された生物学的な視点は、心理学的な理解となんら矛盾しない。人間の心理と生物学的な脳の活動は、本来相互に作用し合うものである。人間の自傷行為でも、やはりここに示したような生物学的メカニズムが作用していることは間違いない。この生物学的メカニズムを解明することは、自傷行為を理解することに貢献するばかりでなく、自傷行為に対する生物学的な治療、とくに薬物療法の開発への道を拓《ひら》くことになる。

第四章

マリリン・モンローと南条あや

——自殺未遂との関係

部分的自殺・パラ自殺・自殺関連行動

自傷行為を自殺未遂から区別することは、自傷行為への対応における重要なポイントの一つである。実際のケースでは、自傷行為と自殺未遂の要素が互いに関連しており、自傷行為が自殺未遂の性質を帯びることがしばしばある。そのようなケースでは、自傷行為における自殺未遂の特徴を見落とすことは、自傷行為をおこなう人の自殺の危険への備えを怠ることになるし、その反対に、自殺未遂の要素を過剰に重視すると、自殺予防の名目で過剰な治療がおこなわれるなどの弊害が生じかねない。自傷行為における自殺未遂の特徴をよく吟味することが必要なのは、そのゆえである。

自傷行為を自殺未遂から区別するのが困難なことは少なくない。それは自傷行為を自殺未遂との関連性において捉えようとしてきた歴史にもあらわれている。最初に取り上げられるべきは、米国で精神分析の普及につくした精神科医として名高いメニンジャーの主張である。彼は、自傷行為を「弱められた自殺」とみなして、「限局的自殺」もしくは「部分的自殺」と呼ぶことを提唱した。これは、自傷行為を含む自己破壊的行動を自殺もしくは自殺未遂の延長線上に位置づけようとする見方である。かつてはこのような考え方が支配的であったために、自傷行為によって傷ついて病院に搬入される患者がすべて自殺未遂と呼ばれてしまう状況が続いていた。

この状況を変えるため、自殺の研究者であった英国のクライトマンらは自殺未遂から自傷行為を区別する目的で「パラ自殺」の概念を発表した。このパラ自殺とは、死ぬ意図が明白でなく、死ぬことよりも救命されることを期待し、その行為によって他者を操作しようとする行動である。そして、このパラ自殺の特徴としては、それをおこなう者に若者が多いこと、死の意図が不明確であり薬物の過量服用やリストカットなどの実際に死ぬ危険性の低い手段が用いられることがあげられていた。

しかし、パラ自殺の概念は、自殺との関連が不明確であるとして、しばしば批判の的となった。すなわち、パラ自殺とは、死ぬ意図が弱い自殺未遂なのか、死ぬ意図があっても非致死的な結末に終わった自殺行為なのかが十分に区別されないことが問題とされた。このような混乱のために、パラ自殺の語は現在使われることが少なくなっている。

このように概念的な混乱が生じているパラ自殺に代わって、最近使われることが多くなっているのは、第一章で触れた「自殺関連行動」という用語である。ここでは、この自殺関連行動の概念を、世界保健機関ユーロ支部の自殺プロジェクト研究の議論にもとづいて説明しよう。

そこでの自殺関連行動は、「死もしくは身体が傷つくことを期待もしくはその危険を承知しながら、特定の変化を生じる目的で開始され実行される非致死的な結末となる行為」であると定義されている。この概念の特徴は、自傷行為を自殺未遂から区別することが容易でないという実情に即して、自傷行為と自殺未遂の両方を含むものとして規定されている点にある。

パラ自殺や自殺関連行動の概念は、自傷行為のほとんどを包含《ほうがん》しており、先に紹介した「意図的に自分を害する行為」と大きく重なっている。このようにほとんど同じ種類の行動に対して、複数の概念があり、異なる用語が使われるという事態は、混乱を起こす原因となるかもしれない。これらの語が使われる際には、それがどのような意味で用いられているかを吟味しなければならないことがある。

しかし逆の方向から考えてみると、これらの概念・用語が引き続き用いられているのには、利点があることを認めなくてはならない。自殺との関連の乏しい行為には、自傷行為の語を用いることでその対応のおおまかな方針が明らかになるし、そこにおける自殺未遂の側面を否定できない場合には、自殺関連行動とみなして慎重に対応することになる。このように、複数の用語があることは、場合によってうまく使い分けることができるのなら、重宝だともいえる。

自傷行為と自殺未遂の区別

実際のケースを目の前にして、自傷行為を自殺未遂から区別する第一のポイントは、自殺の意図の有無である。しかし実際には、自殺の意図は、曖昧《あいまい》、中間的であることが多く、さらにそれが隠されたり誇張されたりするため、自傷行為と自殺未遂が区別できないことがしばしばある。

自殺未遂においてすら、死ぬ意図が不明確な場合も、けっしてまれでない。米国の自殺研究の大家シュナイドマンは、自殺の意図の中心には、死ぬことよりも、むしろ「苦しみから逃れること」という意図があると述べているが、このように解釈されるケースでは、自殺未遂と自傷行為との違いはいっそうわかりにくくなる。

このため、自傷行為を自殺未遂から独立のものとして規定しようとしているウォルシュとローゼンは、両者を分ける目安として、死ぬ意図よりも、その行為による身体損傷の程度、致死性、慢性度、反復性、その手段が複数であることといった特徴を重視するべきだと述べている。これは、自傷行為と自殺未遂を区別するための実際的な見方だろう。しかし、これはあくまでも目安であって、実際にはこれらの特徴を症例ごとに慎重に検討する必要がある。

自傷行為を自殺の辺縁に位置づけるパラ自殺や自殺関連行動の概念と、自傷行為を本来の自傷行為のみの狭い意味で捉えるウォルシュらなどの考え方との間には、明らかに対立がある。しかし筆者は、この二つの考え方のどちらかを選ぶという二者択一の態度には賛成することができない。実際のケースの対応では、どちらかに決めつけて考えるのではなく、両方の可能性を念頭において十分に時間をかけて自殺未遂の特徴を見きわめることが必要だからである。

自殺未遂の特徴

実際の対応では、自傷者にその行為にいたる気持ちの動きやそれについての考えを尋ねること、および周囲の人々から客観的な情報を集めることという二つの方向から自殺未遂の特徴が吟味される。

自傷者からその行為にいたる気持ちの動きを聞き取る際には、その行為の意図や目的、それに伴う死の願望の強さを尋ねることが重要である。さらに、手段の危険性についての自覚、生きることや死ぬことに対する態度、事前の熟慮の有無や、その行動がどのような結果となると推測していたかなどが有用な情報となる。

しかし、実際には、自傷者の自己表現力の限界のために、これらの情報がスムーズに聴取できないことがしばしばある。そのような場合でも参考となるのは、客観的な情報である。自傷行為に関する客観的な情報とは、自傷行為がおこなわれた実際の状況の把握や、患者の家族など関係者の陳述から得られるものである。

その中でも自殺未遂の特徴として重要なのは、
・その手段が致死的であるか
・救助される見込みがあったか（救助されないような時や場所を選んでいたか）
・救助されないように、発見されないための配慮をしていたか
・その行為によって生じた身体的ダメージが大きいか
・その行為が周到に準備されていたか
・死を予期したうえでの行動（例：遺言、お別れの贈り物、生命保険への加入など）があったか
・死にたいという意思が周囲の人々にはっきり表明されていたか
といった情報である。

これらが認められる場合、後に自殺にいたる危険性が高まることはすでに確認されている。しかし個々のケースで、その危険性を完全に予測することは不可能であり、これらの特徴のないケースでも絶対安全とはいえないことに注意する必要がある。

自殺の前段階としての自傷行為

自傷行為と自殺の関連についての今一つの重要な考え方は、自傷行為を自殺もしくは自殺未遂の前段階の行動として位置づけることである。自傷行為が慢性的に繰り返される状態の中で、本格的な自殺行為が生じることはまれでない。

たとえ自殺の意図が不明瞭なまま自傷行為をおこなっていた人でも、長期的に経過を追うと、自殺によって死亡する可能性は、自傷行為を認めない人に比べるとずっと高いことが明らかにされている。英国のホートンらの研究グループは、「意図的に自分を害する行為」をおこなった患者のその後の経過を十五年間追ったところ、約三パーセントの患者が自殺していたことを報告している。同様の患者の経過を十三〜十八年間追った英国のレスター、スコットランド、オーストラリアでおこなわれた研究では、患者の約三〜七パーセントが自殺していたことが明らかにされている。

自殺は、さまざまな要因が重なって段階的過程を経て実行されるという説がある。そこでは、自傷行為も自殺の要因の一つであると捉えられる。たとえば、「自殺経験蓄積説」を唱えている米国のマリスらは、自殺が重要な人物の自殺や死別、自傷行為や自殺未遂などの自殺に関連した経験の蓄積の結果として起きるものだと主張している。

そのような自殺の発展過程の存在を裏づける証拠は多くの研究に見出される。先に紹介

図2　自殺にいたる心理的過程の段階的発展

(張賢徳他「自殺行為の最終段階についての研究――『解離』仮説」『脳と精神の科学』10巻、1999の図を改変)

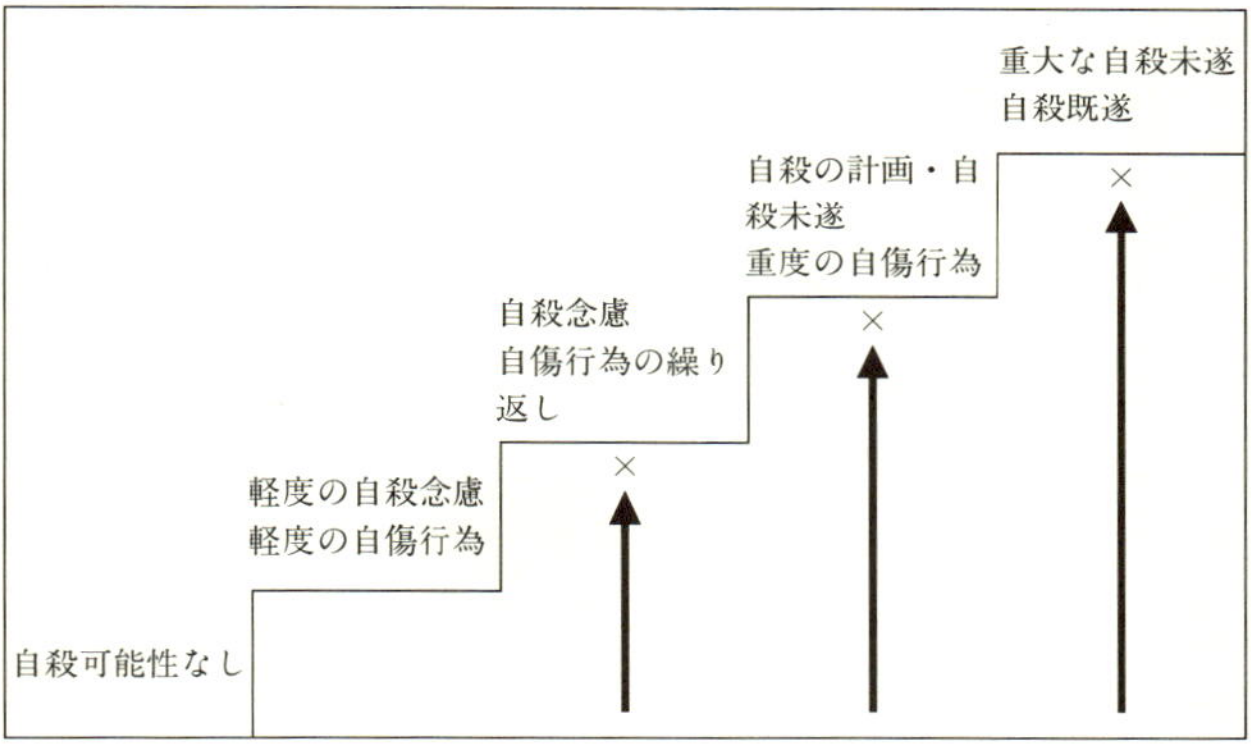

したホートンらの研究では、「意図的に自分を害する行為」をおこなう人は、年齢が上昇すればするほど自傷行為の回数が多くなり、自殺既遂率が高まることが示されている。

また、自傷行為を繰り返す人では、自殺に発展する可能性が増大することが知られている。たとえば、わが国の松本俊彦らの研究では、自傷行為と過量服薬の両方が見られる症例は、自傷行為のみの症例よりも年齢が高く、自傷行為の繰り返しの回数が多いことが明らかにされている。

これらの研究所見は、自傷行為や過量服薬が繰り返されるうちに、それらの行動が重症化し、自殺の危険性が高まることを示している。

このプロセスを図2を使って説明しよう。

この図では、自殺の発生するプロセスが、死を望む気持ちから始まって、自殺の計画を練るようになり、さらに実際に自殺の準備をして、最後にそれを実行するというように進むことが示されている。このプロセスでは、低い段階から次を飛び越えていきなり高い段階にいたるのはまれであり、順を追って自殺未遂や自傷行為が深刻になってゆくケースが大多数だとされている。それは、当初は軽度の自傷行為であっても、繰り返されるうちにこの自殺のプロセスを進行させてしまう可能性があることを意味している。

ここでの自傷行為は、いわば自殺未遂のリハーサルのような役割を果たすのであろう。それゆえ、自傷行為の対応にあたる者は、この段階の進行を止めることを課題としなくてはならない。

悲劇のセックス・シンボル

本章で見てきたように、自傷行為の最大の危険は、それが自殺にまでいたることである。ここでは、よく知られている事例を挙げて、その過程を見てゆくことにしよう。

◆事例　マリリン・モンロー

マリリン・モンローは、一九五〇年代のハリウッドを代表する映画スターである。一介のモデルとして出発して世界的な名声を築き上げていった彼女は、まさにアメリカン・ドリームの体現者だといってよい。しかしその華やかな外見とは裏腹に、彼女はすでに二十歳代半ばから、アルコールや睡眠薬に依存しないと生活できない状態に陥っていた。その原因は、撮影現場での緊張や不安、対人関係の葛藤から生じた、うつ状態や睡眠障害であった。その後も結婚や恋愛関係の破綻などが重なり、映画スターとしての絶頂期を迎えてすぐのちに、三十六歳で服薬自殺によってこの世を去った。

彼女の人生を簡単に振り返ってみよう。

マリリン・モンロー（本名ノーマ・ジーン・モーテンセン）は、一九二六年六月一日、米国ロサンゼルスに生まれた。母親が精神科病院に入院していたため、幼少期の彼女は孤児院や里親を転々とする生活を送っていた。十六歳で航空機整備士ジム・ドアティと結婚。このころからモデルの仕事を始め、さらに一九四六年、ジムと離婚して、ハリウッドでの生活を始めた。

映画の端役しか与えられない不遇の時期が続いたが、大物エージェント、ジョニー・ハイドの寵愛《ちようあい》を得て、ジョン・ヒューストン監督『アスファルト・ジャングル』（一九五〇年）に出演、そこで注目を集めたのをきっかけにして、数々の映画に出演した。一九五三年には、『紳士は金髪がお好き』でトップスターに躍り出て、さらに雑誌『PLAY BO

Y』創刊号の表紙を飾り、時代を代表する美人女優「セックス・シンボル」となった。

一九五四年には、伝説的大リーグ選手ジョー・ディマジオと再婚するが、わずか九ヵ月で別居、離婚した。その後、色気だけが売り物の美人女優という世評にあきたらない彼女は、演技派女優への転身をはかるべく、一九五五年、ニューヨークで演劇学校を主宰していたリー・ストラスバーグの演技指導を受け始めた。その成果によって彼女の『バス停留所』(一九五六年)での演技は、批評家たちの絶賛を浴びた。

その年、彼女は熱愛の末、劇作家アーサー・ミラーと三回目の結婚をした。しかしこれも幸せな結婚ではなかった。まず彼女は、二度の流産のために長く夢見ていた子どもを持つことができなかった。一回目の流産の後、彼女は服薬自殺未遂をしている。さらに仕事の上でも、夫婦の間に亀裂が生じた。彼女は、映画撮影での自分の不満や不安をミラーが理解してくれないことに腹を立て、彼を激しく責めたてた。また、彼女は、イブ・モンタンなどの幾人もの有名人との間で浮名を流した。

一九六一年に離婚した後の彼女は、アルコールと睡眠薬への耽溺《たんでき》を深め、何回かの精神科病院への入院を経験した。それでも彼女は、大統領ジョン・F・ケネディやその弟の司法長官ロバート・ケネディと交際するなど、華やかな話題をふりまき続けた。

そして一九六二年八月五日、彼女は、ロサンゼルス近郊の自宅で死亡しているところを発見された。その死因については、他殺、謀殺によるものとする説もあるが、二回にわたる調査委員会の結論は、睡眠薬の過量服用による自殺であった。

米国の精神保健の専門家の多くはマリリン・モンローを境界性パーソナリティ障害であったと考えている。これは、感情や対人関係の不安定さ、そして同一性障害（自分が何者か、社会でどう位置づけられるか、といった自己イメージや自己の役割意識が不安定な状態）を特徴とする精神疾患である。彼女の男性との関係は、ほとんど手当たりしだいのものといってよく、長続きしなかった。

彼女はまた、早くから映画撮影での緊張感や、監督から軽蔑されているという不安に押しつぶされそうになっており、それから逃れるためにアルコールや睡眠薬の乱用を続けていた。彼女の主演する映画の製作は彼女の情緒不安定、遅刻癖、撮影のすっぽかしのために大混乱となるのが常だった。

モンローは、いつも自分にあきたらず、ひたすらにもっとたしかな自分をつかみ取ろうとして苦闘を続けていた。彼女の内部では、有名になりたいという上昇志向と、自らを「スラムっ子」と呼ぶ低い自己評価とが同居していて、絶えず葛藤を引き起こしていた。このような状態の彼女は、どんなに頑張って女優としての名声を高めても、自分の意思は何か、自分は何者かということがつかめないままであった。

彼女は一九五四年からリー・ストラスバーグの勧めで、著名な精神分析家であるマリアンヌ・クリスの治療を受け始めている。しかし、アルコール依存や自殺願望は改善せず、ミラーとの夫婦関係の冷却化とともに精神状態が悪化したため、彼女の晩年の治療は、米国精神分析学会の重鎮である精神科医ラルフ・グリーンソンの手にゆだねられていた。

グリーンソンは、人間同士の関わりを重視する精神療法の理論を実践していた。彼は、モンローに自宅近くに住まうことを勧め、しばしば自宅に招きいれて家族同然に「養女のように」関わることによって彼女を救おうとした。しかしその時すでに、モンローの常用していた睡眠薬の量は致死量を超え、過量服薬と自殺未遂とが繰り返される終末的状態となっていた。

「卒業式まで死にません」

◆事例　南条あや

南条あやは、自傷行為をおこなう高校生としてすでに伝説的人物となっている。彼女は、ネット上で自分自身がおこなう激越な自傷行為を軽快なタッチで表現する日記を公開して人気を博した。そのため、ネット上に「南条あやファンクラブ」が結成されるほどであった。彼女は高校の卒業式の後の三月三十日、処方薬の過量服用によって十八歳の人生を自ら閉じた。彼女の死の反響は大きかった。死後に日記が公開されたホームページは、四ヵ月間で五万件のアクセス数が記録された。さらに二〇〇〇年八月には、彼女の日記などを収載した『卒業式まで死にません』が出版されている。

彼女の生育歴は詳しく伝えられていないが、不安定な養育環境にあったようだ。彼女が三歳のとき、両親が離婚し、彼女は父親に引き取られた。しかし父親が事業を起こしたことを機に、四歳で母親宅に移った。しかし、五歳になると再び父親に引き取られ、その後はずっと父親宅で生活していた。

彼女は、小学六年の二学期からいじめをきっかけに不登校となっている。彼女はこの時期、「クラスの皆から嫌われていた」という。リストカットは、中学一年のときから始まった。最初のころの自傷行為は、飲酒して酩酊状態となった後、「本当に浅く、浅く、剃刀をあててゆっくりと横に引いて血がぷくっと出ればそれで終了」というものだった。彼女は、その行為を「私が自殺したいほど悩んでいるって分かれば、みんなも少しは同情してくれるんじゃないか」という「汚い考え」にもとづくものであり、「バンドエイドに血の染みをつけてわざとらしく学校でクラスメイトに見せつけて、どうにか立場の回復を図ろうとしていた」と説明している。

彼女の自傷行為は、徐々にエスカレートしていった。高一のとき、静脈から血が「ぴゅっ」と噴き出るのを見て「感動」して以来、彼女は静脈を狙って自己切傷をするようになった。さらに、高二のとき、友人から瀉血《しゃけつ》用の注射針をもらい、自己瀉血をはじめた。高三になると彼女の自傷行為は、場所と時間を選ばずにおこなわれるようになった。たとえば、彼女は、英文法の授業中に教師の理不尽な怒り方に腹を立てているところまで覚えているのだが、「気がつくと手から血が流れていた」という体験があった。このようなことがたびたびあったため、英語の教科書は、血液の染みだらけになってしまったという。

そのほかにも、「手のひらをバスの中で切っていたら、ほかの乗客に驚かれた」、「病院の待合室で物を無くして、動揺していたら、気がつくと廊下に血がポトリと落ちていた」といったエピソードが繰り返されていた。

彼女には、リストカットのほか、すでに中一のとき、市販薬の過量服用による自殺未遂のエピソードがあった。また、高二では、二度目の過量服薬による自殺企図がおこなわれた。このときは、服薬して寝入った後に目覚めて、恐怖に襲われ、トイレで薬物を吐きだしたので大事にはいたらなかった。これについては、彼女自身が「振り返ってみれば私はあの時鬱《うつ》で、自分は生きていても価値のない人間だというようなことを延々ノートに書いていました」と述懐している。

高二の一九九八年一月、彼女はパソコンを手に入れて、精神疾患や薬物を扱ったホームページの掲示板に自分の自傷行為の体験を書き込むようになった。同年五月、彼女は某薬事ライターが募集していた「精神病と向精神薬に関する体験談」にメールを送った。薬事ライターは、南条の文章の冴えに驚嘆し、自分のホームページの中に「現役女子高生・南条あやの部屋」を設けることを決めた。こうして南条あやの日記は、そこに掲載されるようになったのである。

彼女のリストカットは、かねてから級友や教師の間に知られるようになっていた。高三の一九九八年四月、見かねた担任教師の勧めで、彼女は精神科の外来に通い始めている。七月二日、リストカットをして大量に出血し、救急車を呼ぶことになる。そのときに自傷行為の出血によって重度の貧血が生じていたことも判明したため、彼女はある大学付属病院の精神科で二ヵ月あまりの入院治療を受けた。

高校の卒業は、大きな節目であった。彼女は日ごろ、「卒業式まで死にません」と述べていたので、周囲の人々も卒業式の後に自殺の危機を迎えると考えていた。しかし、彼女は卒業式を外見上危なげなくこなした。さらに、卒業式の後に友人と共にカラオケを楽しむ姿は、家族や友人たちを安心させた。その後、恋人とともにディズニーランドを訪れて、楽しいひとときを過ごすということもあった。

しかし、事態の急転にはほとんどなんの前ぶれもなかった。彼女は一九九九年三月二十九日深夜、自殺を決行することをほのめかす四編の詩を恋人にメール送信し、さらに翌三十日昼十二時、親友に「これから死ににゆく……自殺に失敗したらメールするね」と電話で告げた。

親友と恋人、そして彼女の父親は必死に彼女を探しまわったのだが、彼らが彼女の居場所を知ったのは、すでに彼女が過量服薬およびそれによる心停止によって救急医療機関で死亡した後だった。翌日の司法解剖では、長年の貧血によって心臓が肥大していたこと、および心臓の弁に穴が開いていたことが判明した。彼女があっけなく亡くなった理由は、精神科処方薬の過量服用に加えて、それらの身体的悪条件が重なったためと考えられた。

生きる希望を奪うもの

マリリン・モンローも南条あやも精神科治療を受けていたにもかかわらず、服薬自殺を遂げた。これは、自殺を防止することの困難さをあらためて思い知らされるケースである。この二人の経過には、自傷行為や過量服薬を繰り返しながら自殺への段階を進んでいったプロセスが認められる。モンローは、睡眠障害をやわらげるために、アルコール乱用と過量服薬を常習化させていた。それに加えて、流産などの大きな問題が生じたときに睡眠薬の過量服用による自殺未遂をおこなっていた。南条あやのリストカットは、致死性が低いものであったが、その過量服薬は、かなり強い自殺の意図を伴う自殺未遂であった。これらの二症例では、過量服薬や自傷行為が最終的な自殺のリハーサルであったといえよう。

しかし筆者には、これらはまだまだ助かる可能性のあったケースのように感じられる。過量服薬は、比較的低い致死率の自殺手段であり、状況的、身体的悪条件が重ならなければ、救命されていた可能性がある。

また、二人には自殺の直前まで生きる希望を捨てていなかった様子がうかがわれる。モンロー宅の近くに住んでいた友人の女優ジーン・カーメンは、彼女の自殺した夜、「睡眠薬を持ってきてほしい」というもと変わらない調子の電話を受けたという。カーメンによると、そのときのモンローは新しい仕事への希望に胸を膨らませていた。そして彼女とゴルフに行く約束をしてもいた。彼女をはじめ、多くのモンローの関係者は、自殺の直前まで将来の希望を語っていたモンローが自殺などするわけがないと語っていた。

南条あやも、自殺の直前に、生きる希望を記している。ディズニーランドでの一日を一緒に過ごした恋人への手紙には、「これからは、和やかに時間が流れるように生きたい。結婚まであと一年数ヶ月（彼女は二十歳で結婚する約束をしていた）。たのしくてうれしくて愛《いと》おしくておかしくなりそうです」とあった。モンローと南条はともに、自殺の直前でも生きることに希望を抱き、生きるための計画を立てていたと考えてよいだろう。自殺によってそれらのすべてが失われたことは、痛々しいというほかない。

本章で見てきた二つの事例から学ぶべきは、自傷行為への対応をおこなう人々は常にその行為と自殺未遂との関連性、そしてそれが自殺に発展する可能性に十分に注意しなければならないということである。自傷行為の再発もしくは自殺未遂への発展を防止するための方策については、第七章、第八章でさらに検討することにしたい。

第五章　三つのモデル症例

傷つくにふさわしい自分

本章では、三つのモデル症例を題材として、自傷行為のきっかけとなるストレスや悩み、性格特徴（パーソナリティ特性）や生育歴などの自傷行為の心理学的な発生要因について考えてみたい。このような心理的要因の把握は、実際の対応や治療の際にまず第一に進められることである。

◆症例　マサミ

マサミは、「リストカットをやめられない」、「生きている実感がない」ことを主訴に病院を訪れた二十代前半の大学生である。彼女は、「このところリストカットが増えてしまった」ということで恋人や友人から強く精神科受診を勧められていた。彼女の左右の手首・前腕・上腕には数十のカッティングの痕《あと》があった。

初診時の彼女は「いつも死にたい気持ちがある。生きていても意味がない。薄くしか手首を切れない自分が恥ずかしい。自分のことをいつもネガティブにしか感じられないと言われるけれども、自分の感じ方は間違っていない」と述べていた。彼女の自傷行為の背景には、このような自分を否定する考え方があった。

彼女はまた、自傷行為をするのは、慢性的な焦燥感、気分のすっきりしない感覚に悩まされているときだという。そして、その状態の中で「手首を切ってうっすらと血が出てくる」と、「ほっとして安心できる」のだと語っている。彼女は、リストカットをすることによってある種の満足感を得ていたといえる。

彼女が慢性的な焦燥感、気分のすっきりしない感覚を自覚するようになったのは、中学時代からである。彼女には、母親が病死した後、しばらく無気力になり不登校となっていた時期があった。彼女は、それ以後、その気持ちを晴らすためのリストカットやイライラして食器を壊すこと、アルコール乱用といった問題を起こすようになっていた。

受診前にリストカットが頻回になった理由の一つは、家族関係の悪化であった。もともと彼女の親子関係は良好でなかった。マサミの父親は職場では模範的な人物であったが、家庭ではいつも飲酒をし、しばしば母親や彼女に暴力をふるい、さらに小学校時代の彼女に対して性的な冗談を言ってからかうことがあった。このような状況にあったにもかかわらず、幼少期のマサミは問題行動を見せない「よい子」としてふるまっていた。

マサミは大学に進学してから、過去の恨みを持ち出して、父親に激しく怒りをぶつけるようになった。彼女はその理由を「同世代の人たちに比べて自分には何かが欠けている」、「自分も亡くなった母親も父親の犠牲者だ」と感じるようになったことだという。またそこには、この時期、父親が自分の身体疾患のために飲酒をやめており、話を聞いてくれるようになったとマサミが期待したという事情もあるだろう。しかし、もともと寡黙な父親は、マサミに責められても黙りこむばかりであった。

精神科治療を始める前の時期、マサミの父親に対する怒りはとくに激しくなっていた。このときはまず、父親が過去のふるまいについてマサミに謝ったので、彼女の怒りは一時収まった。しかしすぐに、彼女は従来と同じ態度をとり続けている父親に対して、「これでは以前と変わらないではないか」と怒りを倍加させた。また、この頃の彼女は感情が不安定であり、理由もなく気分が沈んで泣き出したり、不安に襲われたりするようになっていた。さらに彼女は、昔から母親の代わりとして世話をしてくれていた年長の姉に不安を訴えてしがみつく行動を見せていた。

マサミの自傷行為の心理的要因を整理してみよう。まず、彼女に生じていた自分に対する怒りや罪悪感による自己処罰の欲求を挙げることができる。さらにそれは、自分に価値がなく死んだほうがよいと彼女が感じていることから、自殺と連続性のあるものだといえる。しかしここでは、リストカットによって「ほっとして安心できる」という感覚が生じていることに注目する必要がある。それは彼女の自傷行為に、否定的な自己感覚、低い自尊心に由来する苦痛の感情を紛らわす作用があるということである。それゆえ、彼女の自傷行為は、基本的に生きるための行動だということができる。

今一つの要因は、自傷行為のメッセージとしての意味である。マサミの自傷行為の特徴は、明らかに周囲の人々へのメッセージとして作用していた。彼女の自傷行為のきっかけは、父親に対する怒りであり、その傷は、彼女が父親の虐待の被害者であることをアピールするものであった。しかし、このような自傷行為のメッセージは、周囲の人々に混乱をもたらすことのほうが多く、ゆがんだ病的なものだといわざるをえない。

マサミの自傷行為の発生には、パーソナリティ特性も密接にかかわっている。たとえば、自分を肯定的に捉えることができず、ほとんどいつも虚無感を抱いているという彼女の特性は、ストレスが強まることなどをきっかけに自傷行為を生じやすくしている要因である。さらにまた、彼女の強い感情への対処が稚拙で、それを衝動的に行動に移しやすいというパーソナリティ特性も自傷行為に関連している。父親を一方的に責めたてて感情の動揺をきたし、その結果、自傷行為をおこなったことは、その表れである。

辛い出来事を身体に刻みこむ

◆症例　シンゴ

シンゴは、処方薬の過量服用をきっかけに、精神科病院に入院となった二十歳代半ばの男性である。彼は、職場の上司から不当な待遇を受け、それに強く憤って、過量服薬をしたのである。家族がその行動を察知し、救急車を呼んだことがきっかけになって、彼は入院治療を受けることになった。この入院治療は、彼が思いつめていて、極端な行動に走りかねない状態にあると判断されたため、閉鎖病棟でおこなわれた。

シンゴには、過量服薬とは別に自分の身体を痛めつける行動が見られた。彼は、耳や唇はもちろん、臍《へそ》や足など体中にピアスをつけていた。また、四肢には、無数の皮膚のカットや根性焼きの痕があった。

シンゴのそれまでの生活を振り返ってみよう。彼は、非行のために高校を退学させられた後、断続的に就労していたが、大麻や覚醒剤などの薬物に手を出したり、家族や知人に暴力をふるったりして荒れることがあった。さらにこの状況の中で自殺念慮が強まったのをきっかけにして、二十歳のときから精神科外来治療を受け始めた。この治療によって、彼の自殺念慮は一時、軽快した。

その後、シンゴは外来治療を続けながら就労して、ある程度の実績を上げていたのだが、そのような生活の中でさまざまな不満を抱き、強いストレスを感じていた。自分で刺《いれ》青《ずみ》をすることや根性焼きなどの自傷行為が多くおこなわれたのは、この時期である。彼のピアスは、屈辱や失望の体験などの辛い出来事の一つ一つを「自分の体に痛みとともに刻みこみたい」ということでおこなわれたものだった。また、根性焼きや刺青には、情けない自分を罰するためのものという思いが込められていた。

シンゴは、このような自傷行為によって、自分の強さを示すと同時に、悔恨の気持ちを表現することで自分を支えようとしていたと考えられる。シンゴにはさらに、過食のエピソードや「死ぬかどうか試す」ための処方薬の過量服用がしばしば見られるようになっていた。

シンゴの自傷行為の発生要因をまとめておこう。シンゴの入院のきっかけとなった過量服薬は、職場の上司への怒りが、自分自身に向けられて発生した自殺未遂であった。このほかにもシンゴには、怒りの矛先《ほこさき》が自分と他者との間を行き来することが観察されている。このように攻撃性が自分に向いて自傷行為、自殺未遂が頻発する状態と、攻撃性が外部に向けられる状態が交互に出現する経過はほかのケースにもよく見られるものである。

さらにシンゴに特徴的なのは、自分の体験した重大事件を体表（皮膚）に刻みこむために根性焼きをしたり体中にピアスをつけたりするという行為である。この自傷行為は、多くが露出した部位に刻まれており、明らかに自らの身体を使った周囲の人々に対するメッセージとしての意味を帯びていた。

シンゴは、強烈なパーソナリティの持ち主である。彼は、プライドが高く、自分にも他者にも攻撃的な激しい感情を向け、しばしば社会常識を逸脱する行動を見せる。それらのパーソナリティ特性は、やはり自傷行為の発生要因の一つだと考えられる。

苦痛をやわらげる自傷行為

◆症例　エリカ

初診時のエリカは、二十歳代前半の寡黙な女性であった。彼女は二十歳の頃から、精神科外来で抗うつ薬などの薬物療法を含む治療を受けていた。この時期の彼女には、些細《ささい》なきっかけで涙を流すなど抑うつ気分が顕著であり、夜ふかしなどの生活リズムの乱れ、リストカットや市販薬の過量服用、頭を壁にぶつける行為が見られていた。

エリカには、十歳代半ばから「学校が嫌だ」といって不登校をすることがあった。その頃から彼女には「憂うつでなにもしたくない」、「なんとなくやる気が出ない」といった無気力状態が持続していた。専門学校に入学してもやはり、勉強に関心が持てないといって授業に出席せず、級友との関わりを避けていた。彼女はようやくのことで専門学校を卒業したが、その後は時折アルバイトをするだけの不活発な生活を送っていた。

エリカのリストカットや過量服薬は、「気晴らしのため」、「なんとなく自分を傷つけたくなったから」、「死ねたらそれでもよいという程度に死にたくなったから」という理由でおこなわれていた。

自傷行為の一例は次のようなものである。彼女は、知人に奨められた課題をしようとしたが、うまくやれなかった。そのため彼女は、「やけ」になる気持ちが抑えられなくなり、帰宅して自分の部屋で手首をカッターナイフで切り、風邪薬を一瓶まとめて服用した。そのときの体験を彼女は「うっすらと血が出てくるのを美しいと感じた。痛みはなかった」と述べていた。そしてその後、「ぐっすりと眠り、起きるときには、すっきりした気分になっていた」という。このような行動について彼女は「家族に打ち明けたらひどく叱られたので、その後は秘密にしている」とのことであった。

彼女には、感情や考えを曖昧にしか表出できず、なかなか自分の意思を実際の行動に移すことができないという性格特徴がある。対人関係では、うまく自己主張ができず、言われるままに仕事を引き受けて、その結果、生じる負担に耐えられなくなる。たとえば、あるアルバイトで彼女は、はじめのうち与えられた役割を完璧にこなそうとして、労をいとわず働くけれども、結局、消耗状態に陥り、自分の課題を投げ出してしまうのである。

彼女は、ほとんどの時期、抑うつ気分や無気力感に支配されて自宅にひきこもり、生活リズムの乱れが著しい状態にあった。しかし彼女には、それとは異質の軽い躁状態の時期が出現することがあった。その時期の彼女は、アルバイトや趣味などの活動に喜びを感じることができる。しかし、気持ちが高ぶって不安定になると、知人との間で激しい議論を展開させたり、幼少期に十分に世話をしてもらえなかったことを恨む気持ちを両親に訴えたりした。また、十分な計画なしに一人旅に出かけたり、知り合ったばかりの人と意気投合してずっと一緒に過ごすといった行動が見られていた。

エリカの自傷行為の発生要因を考えてみよう。エリカにとって自傷行為は、イライラ感や空虚感といった不快な気分の状態を解除する手段の一つであった。この不快な感情は、存在感の希薄さと呼ぶべき彼女の自己感覚や現実感覚が失われている状態と結びついている。自傷行為には、このような自己感覚の障害に由来する苦痛をやわらげる効果があるようだ。

自傷行為の痛みには自己感覚を回復させる効果が期待できるし、死ぬかどうかを試すことには生きていることを確認できるという意味がある。実際、エリカは、自傷行為の後に自分が生きていることが確認されると、安堵感を覚えてしばらく自傷行為に頼らないでもよい状態となる。エリカの自傷行為も基本的に生き続けるための行為であるといえよう。

エリカのパーソナリティにもやはり自傷行為に関連する特徴を見出すことができる。彼女には、感情や考えを言葉で表現することが不得手であり、決断をすみやかに行動に移すことができない性質がある。そのため、自分が思い通りに行動できないこと、そしてその状況を周囲の人々にうまく説明できないことで、自傷行為をおこなう精神状態に追い詰められやすいのである。

きっかけ・感情・悲観的認知

次に、これらのモデル症例を振り返りながら、自傷行為の心理的な発生要因について検討してみよう。

自傷行為が発生するきっかけとなるストレスや悩みにはさまざまなものがあるが、その大多数が対人関係の問題であることが知られている。たとえば、医療機関における自傷行為の発生原因についての調査では、表4に示されているように配偶者またはパートナーとの問題、家族関係の問題、経済的問題のそれぞれが大多数の患者から報告されていた。モデル症例でも父親との問題（マサミ）、職場の対人関係の問題（シンゴ）や恋人との関係の破綻といった対人関係の問題が多いことが確認される。

自傷行為における感情、認知にも特徴がある。自傷行為が発生する際の感情は、罪悪感、怒り、屈辱感、哀しみ、孤独感、絶望感、欲求不満といった強い苦痛を伴うものである。また、空しさ（空虚感・虚無感）、焦燥感、離人感（自分や現実に実感が伴わないという感覚）といった感情状態も自傷行為をおこなう人々にしばしば見出される。自傷行為の多くはそ

表4　自傷行為の原因となった悩み（男性54人、女性66人）

（ミルンスら Milnes D, et al. “Problems reported by self-harm patients” J Psychosom Res 53, 2002）

自傷行為のきっかけとなった問題、悩み	問題の比率
配偶者・パートナーの問題	77人（64％）
家族の問題	72人（60％）
経済的問題	71人（59％）
仕事上の問題	58人（48％）
精神疾患	56人（47％）
住居の問題	49人（41％）
友人の問題	48人（40％）
アルコール（飲酒）問題	38人（32％）
身体疾患の悩み	38人（32％）

れらへの反応としておこなわれているのである。モデル症例では、怒りと罪悪感（マサミ、シンゴ）、空虚感（エリカ）といった感情が自傷行為の発生要因の一つとなっていた。

ここではまた、悲観的で抑うつ的な認知が支配的になっていることも特徴である。表4に示した調査では、自傷者の六六パーセントが自分の問題を解決が困難だと認識していたとされる。そして、自分の問題を解決困難と感じていた患者は、悲観的な認知が支配的で、明瞭な自殺の意思を示すことが多かったという。

自傷行為の意図

自傷行為は、一定の目的を追求する意図的な行動として実行される。その行動を理解するためには、自傷者の意図を知ることが必要である。しかしこの自傷行為の意図は、しばしば不合理で矛盾をはらんだものであり、その把握が困難であることがまれでない。そのような場合には、対応や治療を進めながら、その意図を探求することが課題となる。

代表的な自傷行為の意図には、次のようなものがある。

・苦しみからの逃避、解放

自傷行為の意図としてもっとも多く報告されるのは、苦痛から逃れることである。そこでは、自傷行為の痛みや過量服薬による意識障害によって、苦痛を感じなくすることが目指されている。さらに、自傷行為は特別に強まった感情を解放するカタルシスを求めておこなわれることがある。たとえば、罪悪感や自己処罰の欲求から自傷行為が生じている場合には、自傷者はその行動から感情のカタルシスを得ることができる。また、自傷者自身が、自傷行為をおこなうことで自分の怒りや緊張を解放していると説明することもまれではない。

・死の願望

自傷行為が死にたいという願望にもとづいて実行されることがある。それは、先に紹介したモデル症例のすべてにおいて、その程度に違いこそあれ、死の願望、自殺が意識されていることにも裏づけられる。しかし、モデル症例の「死ぬかどうか試す」(シンゴ）、「死ねたらそれでもよい」（エリカ）といった陳述から、その行為では自殺未遂の場合よりも自殺の意思が弱いということができる。むしろ自傷行為には、生きることを確認する試み、さらには、生きるための試みという意味が認められることが多い。

この「死の願望」は、かならずしも危険なものと見る必要はない。それは世の中一般に広く認められるものである。世界各地の神話や昔話、伝統的な習俗、宗教的な修行には、結局は再生へと通じる性質の「死」、つまり「死と再生」の普遍的テーマを読み取ることができる。それらには、その文化や集団の危機に直面して、自分たちの同一性を確認し、危機に立ち向かう力を強めるというプラスの作用がある。自傷行為にも、これと類似の意味を帯びていることが少なくない。自傷者は、自傷行為をおこなうことによって、自らの存在の意味を突き詰めて考える機会を得ることがある。私たちは、自傷行為の持つこのようなプラスの意味を見落とすべきでない。

・自己感覚や自己コントロールの回復

自傷行為は、痛み、恐怖、苦痛を発生させることによって自己感覚や自己コントロールの感覚を確認するためにおこなわれることがある。それは、「実際に生きているという感覚を取り戻すため」「自分がそれをできるということを確かめたかったから」などと説明される場合である。この意図は、空虚感や現実感覚の喪失に苦しむ人々によって語られることが多い。このような自傷行為の意図はモデル症例の中でエリカにもっとも顕著に認められていた。

自傷行為は、このような自己感覚の障害を克服しようとする行動でもある。しかし自傷行為にはごく一時的な効果しか望むことができないので、自己感覚にまつわる苦痛が続けば、それが繰り返されることになりかねない。

・身体において苦しみを表現すること

人間は、しばしばその身体を使って自らの感情を表現する。なかでも皮膚は、もっとも簡単に傷をつけられると同時に、その傷が人々の目にもっとも留まりやすいために、効果的にメッセージを発することのできる身体部位である。たとえば、症例シンゴのように、自分の苦しい体験の記憶を自分の身体に刻み込み、それを周囲の人々に見せつけるために自傷行為がおこなわれるケースは少なくない。

それはさらに、痛みをいとわず自傷行為をやってのけるという勇敢さや忍耐力を誇示する意味がある。また、症例マサミで見られたように、それは、罪悪感を感じさせ、態度の変更を迫るというように周囲の人々に強い影響を及ぼすメッセージとなることがある。

しかしそれは、周囲の人々にとってけっしてわかりやすいメッセージではない。そもそも自傷行為では、その意図と、それによって発せられるメッセージの受け止められ方が大きく食い違うのが通例である。このような矛盾をはらんだメッセージは、周囲の人々や自傷者本人を一層混乱させる。そしてその結果、同様の自傷行為が繰り返されることになる。

この自傷行為のメッセージとしての性質は従来から重視されてきた。自傷行為には、周囲の人々に強い影響を与える、周囲の注目を集めるといった作用があることが指摘されている。しかしこれらの自傷行為のメッセージとしての意味は、自傷者によって自覚されないことのほうが多い。むしろ彼らは、自傷行為が他者に影響を与えるための行動とみなされることを不本意もしくは不愉快なことと捉えている。このような自傷者の感じ方は、自傷行為への対応においてよく理解しておく必要がある。

パーソナリティ特性

パーソナリティとは、個人の感情、認知、行動の持続的パターンを指す語である。その特性のいくつかは、自傷行為の重要な発生要因となる。ここでは、自傷行為に関わると考えられるパーソナリティ特性を、自分を否定的に捉える傾向、衝動的な行動パターン、身体感覚や身体認知の異常としてまとめることにしよう。

第一の抑うつ的な感情、認知に陥りやすい傾向は、自傷者のほとんどに認められる特徴である。彼らでは、絶望に支配されやすいこと、自己評価が低く罪悪感を抱きやすいことといった抑うつ的傾向が一般的である。そしてそれらは、長く持続すると、パーソナリティ特性としての性質を帯びるようになる。このような自分を否定的に捉える認知パターンは、症例マサミ、エリカ、シンゴ、そして第二章で取り上げたダイアナ妃のいずれでも支配的であった。

第二の特徴は、衝動的な行動パターンである。自傷者では、自傷行為が衝動的な行動パターンの一つとしておこなわれていることがまれでない。自傷者にはさらに、衝動的な買い物、薬物の使用、異性関係といった他の種類の衝動的な行動が見られることがある。

第三のパーソナリティ特性としては、持続的な身体感覚や身体認知の歪みを挙げることができる。たとえば、自分には苦痛を感じる必要があるという考えにもとづいて自傷行為がおこなわれる場合では、自分の身体を使って感情的な問題に対処しようとする行動パターンが明らかである。また、自傷行為に伴うべき痛みが感じられないケースでは、痛覚の歪みや低下がその行動の発生に関与していると考えられる。症例シンゴの根性焼きは、自らの辛い体験を処理するための行動であり、身体感覚、身体認知の歪みの最たるものであろう。また、マサミとエリカはリストカットに痛みを感じないという痛覚の欠如を報告していた。

　これらの自傷行為に関連したパーソナリティ特性は、その対応、治療に際して取り上げられるべき重要なポイントの一つである。そしてそれらは、比較的変化しにくい性質を示すことが多いが、けっして治らないものと考える必要はない。自傷者がそれに忍耐強く取り組むならば、改善することが十分に期待できる。

虐待とパーソナリティの関係

　養育環境における虐待の経験は、パーソナリティ特性に深い影響を及ぼす出来事であり、自傷行為の原因の一つだという考えがある。自傷行為と養育環境における虐待（とくに性的虐待）との関連については、数多くの研究がある。わが国でも、自己切傷と過量服薬の両方をおこなう患者では、自己切傷のみの患者よりも、発達期において虐待を体験した頻度が高いことが報告されている。このように虐待を体験した人々に自傷行為が発生しやすいことは、ストレスにさらされると自分を傷つけるという行動パターンがパーソナリティの発達史の中で形成されているためだという解釈がある。また、虐待は養育の不十分さを示唆するものにすぎず、むしろ自傷行為のリスクを高める要因として、発達期に適切な養育や愛情を得られなかったことのほうが重要だという議論もある。

ただし、このような虐待や養育環境の不十分さと自傷行為の関連を示す所見は、統計的な処理によって得られたものであり、個々の症例にかならずしも当てはまるものでない。虐待を経験した人すべてが自傷行為をおこなうわけではないし、自傷者はすべて虐待経験者というわけでもないのである。モデル症例のうち幼少期の虐待（言葉による性的いやがらせ）が報告されているのは、マサミのみである。

過去の出来事が原因であるなら、いまさらそれはどうにもできないことになる。それゆえ、自傷行為を養育期の虐待と直接結びつける考え方は、それを回復困難とみる悲観論を助長し、自傷者を養育期に守ってやれなかったという家族の罪悪感を刺激して自傷者を支える家族の力をそぐなどの悪影響を生じかねない。自傷行為への対応や治療をおこなう者は、家族が自傷者に不十分な養育しか提供できなかったから自傷行為が起きたといった単純な見解を一方的に当てはめてはならない。

本章で呈示したモデル症例は、自傷行為の治療をテーマとする第八章で、再び取り上げることにしたい。

第六章　精神疾患との関係

精神疾患と自傷行為

自傷行為は、精神疾患と深く結びついている。第一章で述べたように精神疾患患者には高い頻度で自傷行為が見られる。自傷行為が精神疾患のせいで生じたものと解されるケースは多い。本章では、自傷患者における精神疾患の頻度を調査した研究を紹介し、それぞれの精神疾患で見られる自傷行為の特徴を概説しよう。

自傷者に見られる精神疾患の調査は、医療機関においてのみおこなわれている。ここではまず、標準化された研究用の診断手法が用いられている研究の所見を示すことにしよう。

表5は、英国の救急医療機関でおこなわれた調査で見られた「意図的に自分を害する行為」によって身体的治療を受けた患者の精神疾患である。そこでは自傷患者の九二パーセントに感情障害を中心とする精神疾患が見出されていた。ただし、自傷患者の精神疾患の比率は、調査の場によって大きく変動するものと考えなくてはならない。たとえば、地域の一般人口に対する調査ならば、自傷者の精神疾患の比率はずっと低くなるはずである。

表6は、精神科病院に自傷行為もしくは自殺未遂（自殺関連行動）によって入院した患者に対しておこなわれた筆者らの調査所見である。

筆者らの調査結果は、英国のものと比べると、感情障害、摂食障害の比率がほぼ同じであり、神経症（不安障害）・ストレス関連障害の比率が高くなっている。精神病性障害の比率が高いのは、筆者らの調査が精神科病院でおこなわれたことから説明できる。

表５　「意図的に自分を害する行為」患者における精神疾患（計150名）

（ホーら Haw C, et al. "Psychiatric and personality disorders in deliberate self-harm patients" Brit J Psychiatry 178, 2001）

診　　断	人数（比率）
感情障害（うつ病・躁うつ病）	108（72.0%）
アルコール依存・乱用	40（26.7%）
非アルコール薬物の依存・乱用	13（ 8.7%）
神経症・ストレス関連障害	35（23.3%）
摂食障害	16（10.7%）
統合失調症・他の精神病性障害	8（ 5.3%）
なんらかの精神疾患のある患者	138（92.0%）

診断は、ＷＨＯの診断基準ＩＣＤ-10による。これらの診断は重複してつけられていることがある。

表６　自殺関連行動を理由にして入院した精神科患者における精神疾患（計131名）

（林ら、未発表データ）

診　　断	人数（比率）
感情障害（うつ病・躁うつ病）	77（58.8%）
不安障害・外傷後ストレス障害	69（52.7%）
統合失調症・他の精神病性障害	39（29.8%）
アルコール依存・乱用	31（23.7%）
非アルコール薬物の依存・乱用	22（16.8%）
摂食障害	14（10.7%）

診断は、米国精神医学会の診断基準ＤＳＭ-Ⅳによる。これらの診断は重複してつけられていることがある。

これらの調査の所見から、自傷行為の多くが表に挙げた精神疾患の影響を受けて生じたものと考えることができる。

感情障害（うつ病・躁うつ病）・うつ状態

次に、このような精神疾患から発生する自傷行為について考えていこう。

うつ状態、躁状態といった感情状態の異常が主な精神症状となっている精神疾患が感情障害である。うつ状態では、気分が落ち込んで、悲哀感、罪悪感、抑うつ気分が支配的になり、自己評価が低下し、悲観的認知が強まって、思考や行動が停滞してスムーズに活動できなくなる。躁状態では逆に、爽快な高揚した気分が強まり、過度に活動的になったり、自信過剰・誇大的になったりする。

感情障害は、躁状態とうつ状態の双方が出現する躁うつ病と、うつ状態のみが現れるうつ病とに大きく二分される。両者は、うつ状態が出現するという共通性があるものの、基本的に異なる疾患である。うつ病は、生涯罹患率《りかん》が男性で約一五パーセント、女性で約二五パーセントと、きわめて高率である。うつ病が誰でもかかる可能性がある疾患といわれるのはこのゆえである。これに対して、躁うつ病の生涯罹患率は、男女とも約一パーセントであり、うつ病よりもずっと頻度が低い。

感情障害の原因としては、さまざまなものが考えられている。うつ病の生物学的な病態としては、神経伝達物質のセロトニンやノルエピネフリンによって作動している神経系（セロトニン系、ノルエピネフリン系）の機能が低下しているという仮説が有力である。過剰なストレスやパーソナリティのもろさがあると発症しやすくなると考えられている。

うつ状態は、ほとんどの自傷行為において伴われている精神状態であり、自傷行為を生じやすくする精神的要因として筆頭に挙げられるべきものである。自傷行為に伴う自己評価の低下、自分を罰しようとする傾向は、うつ状態の表れとして捉えることができる。第五章で示した三つのモデル症例でも、全例で経過中にうつ状態が認められていた。また、感情障害一般にしばしば伴われる感情不安定は、患者に混乱と苦痛をもたらし、やはり自傷行為の原因となることがある。

感情障害の治療では、心理社会的治療（精神療法）と薬物療法とを組み合わせることが基本である。薬物療法にあたっては、うつ状態にはセロトニン系やノルエピネフリン系の機能を強める効果のある抗うつ薬が、躁状態には炭酸リチウムなどの抗躁薬（気分調整薬）がそれぞれ有効である。感情障害の治療でとくに注意しなくてはならないのは、その再発である。躁うつ病および再発傾向の強いうつ病に対しては、抗うつ薬や気分調整薬を継続的に投与する再発予防がおこなわれている。感情障害の心理社会的治療としては、患者への治療教育、生活環境や家族などの関係者への介入を含めた精神療法的な働きかけがおこなわれるのが一般的である。

精神病性障害・精神病状態

精神病状態とは、現実を捉え、正常に判断する能力（現実検討力）が精神疾患によって大きく失われている病的状態のことである。代表的な精神病の症状は、妄想（現実から乖離《かいり》した考えを信じ込むこと）や幻覚（実際には存在しない物体や人物を見たり、物音や声を聞いたりすること）である。

精神病状態が主要な症状となっている精神疾患は、精神病性障害と呼ばれている。なかでも統合失調症は、障害される精神機能の範囲が広く、生涯罹患率が一・〇〜一・五パーセントと高く、精神病性障害の中心に位置づけられる精神疾患である。

統合失調症は、生物学的な素質に生育史上の問題やストレスが加わって生じると考えられている。従来から主張されている統合失調症の発病を説明する仮説の一つは、神経伝達物質のドーパミンによって作動する神経系の過剰活動が発症の原因になるとするドーパミン仮説である。さらに現在では、セロトニンなどほかの神経伝達物質の異常と統合失調症との関連の研究が進められている。

精神病状態では、自傷行為が誤った現実認識にもとづいてなされることがある。たとえば、「世界の破滅を防ぐためにお前は死ななければならない」という「神の声」の幻聴を聞いた人が、自殺するためにリストカットをするといったケースはけっしてまれでない。

統合失調症の治療は、広い範囲の機能障害を伴うことが多いこと、再発傾向が強いことから慎重に進める必要がある。発症してすぐの時期の急性期の治療では、抗精神病薬（ドーパミンの作用を減らす効果などによって精神病症状を改善する薬剤）の投与と並行して、精神的・身体的負担を減らして十分に休養をとることが基本である。ついで、精神病症状が軽快したなら、低下した精神機能の回復を促すリハビリテーションなどの治療を進める。精神病状態が収束した後も、少量の抗精神病薬の投与を続ける再発予防のための薬物療法が必要である。また治療の全体を通じて、支持的精神療法などの心理社会的治療も不可欠である。他の精神病性障害でも、統合失調症に準じた治療がおこなわれている。

アルコール・薬物の乱用と依存

乱用とは、違法行為やトラブルを発生させるとか、学業や仕事に支障をきたすとかの問題を起こすアルコール・薬物の不適切な使用のことである。他方、依存とは、アルコール・薬物摂取の繰り返しによって身体的・心理的にそれらの摂取をコントロールすることが困難になった状態である。そこでは、生活がアルコール・薬物に支配されて不毛なものとなり、さらに生活能力が奪われて、家庭や職業までもが失われることがある。

乱用、依存には、アルコールによるものがもっとも一般的であるが、強力な鎮痛作用のあるヘロイン・モルヒネといった麻薬、医療機関で処方される睡眠薬、わが国では暴力団関係者によって取り扱われることの多い覚醒剤（アンフェタミン）も重大な問題となっている。

アルコール・薬物による酩酊状態では、自己コントロール能力が減弱し、気分が高揚するといった効果によって、思いきった行動の実行が容易になる。それゆえ、自傷者の中には、アルコール・薬物のその作用を利用して自傷行為を決行する人がいる。本書の第四章で紹介した南条あやが自傷行為を始めたころに酒を飲んで勢いをつけてリストカットしていたというエピソードはその一例である。

アルコール・薬物の依存も自傷行為の発生と深く関わっている。実際の症例では、依存状態の中で生じる生活の荒廃が自傷行為を生じやすくする背景となっていることがしばしばある。第四章で記述したマリリン・モンローは、アルコール・睡眠薬依存の状態の中で過量服薬、自殺未遂を繰り返していた。

アルコール・薬物の乱用・依存の治療には、それが本人の意思にもとづく行動によって生じる精神疾患であるだけに、患者の治療意欲や治療のための努力がなにより大事である。治療スタッフからは、患者に対してアルコール・薬物使用の弊害を減らす方法についての治療教育がおこなわれる。さらに治療では、アルコール・薬物の摂取の動機の分析、それに関わるストレスの対処法の適用などが勧められる。また、乱用・依存からの回復のためには、患者たちが自主的に運営する自助グループに参加して、同じ疾患に病む者同士が互いに支えあう経験を積むことがとくに有効である。

解離状態

強烈なストレスのために観念や感情といった精神機能の一部が自己から切り離される状態は解離状態と呼ばれている。解離性障害とは、この精神状態を生じる精神疾患である。そこには、ストレスにまつわる記憶が想起できなくなる解離性健忘、本来の人格（主人格）と異なる人格（副人格）が出現する多重人格といった精神疾患が含まれる。

解離性障害もしくは解離状態は、従来から自傷行為や自殺未遂と関わりが深いと考えられている。自傷行為には、その行為の細部を想起できない、そこで痛みを感じないといった解離状態の特徴が見られることがまれでない。たとえば、先に取り上げた南条あやの「気がつくと手から血が流れていた」といった自傷行為のエピソードでは、解離性の記憶障害（健忘）が出現していたと考えられる。

解離性障害の治療では、不安や葛藤を減じる精神療法や薬物療法がおこなわれる。

不安障害・外傷後ストレス障害

不安を主な症状とする精神疾患は、不安障害である。強烈な不安症状が発作的に生じるパニック障害がその代表例である。それは比較的軽症の精神疾患であるが、自傷行為や自殺未遂の要因の一つとして、近年、注目されている。

また、不安障害の一種である外傷後ストレス障害（PTSD）の患者は、外傷体験の記憶を打ち消すために、自傷行為をおこなうことが知られている。PTSDは、災害や戦争、傷害事件やレイプなどの強烈な外傷体験への反応として、回想や夢における外傷体験の反復的出現、外傷体験を思い出す事物の回避、睡眠障害やイライラといった自律神経症状が生じる精神疾患である。

不安障害の治療では、支持的精神療法や治療教育などの心理社会的治療、そしてSSRI（選択的セロトニン再取り込み阻害薬）などによる薬物療法が広くおこなわれている。

摂食障害

拒食や過食といった極端な摂食行動を主な症状とする精神疾患は、摂食障害である。それは、若い世代の女性に多く見られる特徴がある。摂食障害には拒食を示す無食欲症と、過食が特徴の大食症とがある。無食欲症の主症状は、肥満を恐怖するために患者自身の意思で引き起こされた痩せ（低体重）である。他方、大食症では、持続的な食物への渇望によって短時間に大量の食物を摂食する過食エピソードが繰り返されることが特徴である。

摂食障害の患者には、自傷行為がしばしば見られることが早くから報告されている。両者の結びつきは、それらが自らの身体を痛めつける行動であるという共通性から説明することができる。

摂食障害の治療では、支持的精神療法や家族介入などの心理社会的治療およびＳＳＲＩなどによる薬物療法がおこなわれている。

発達障害や精神遅滞

人間の精神機能の発達の障害は、発達障害と呼ばれている。自閉症はその代表例である。他方、精神遅滞とは、知能の発達の障害である。発達障害や精神遅滞の患者には、さまざまな自傷行為が観察される。彼らでは、その意図が明確にされないまま、頭や四肢を壁に叩きつけたり、指噛みをしたりなどの自傷行為が生じることがある。ここでは、心理的な負担や身体的な苦痛が嵩《こう》じた際に自傷行為が発生・増強することが多い。このタイプの自傷行為は思春期にもっとも多くみられ、成長するにしたがって減少する傾向がある。

発達期にみられる精神疾患にも、自傷行為を特徴とするものがある。たとえば、毛を抜くもしくは爪を抜く行動を繰り返す抜毛症や抜爪《ばっそう》症の患者では、衝動的に顔や爪、皮膚を物で突く自傷行為がみられることがある。また、第三章で触れたようにジル・ドゥ・ラ・トゥレット症候群やチック障害でも自傷行為が多く発生する。

パーソナリティ障害

パーソナリティの偏りと捉えられる特性によって障害が生じているケースは、パーソナリティ障害と診断される。その基本的な特徴は、認知や感情、行動パターンといったパーソナリティ機能の広い領域に障害が及んでいること、個々の精神機能の障害が本格的な精神疾患ほど重くないこと、障害が持続的であることである。それはいわば、病理が広く、浅く、長く続きやすいことを特徴とする精神疾患なのである。それゆえ、このパーソナリティ障害の診断は、直接に治療の対象となるばかりでなく、患者の認知や感情、行動のパターンを把握するものとして臨床に役立てられていることも多い。従来の研究では、一般人口における最低一つのパーソナリティ障害の特徴を示す人の割合は、一〇～一五パーセントときわめて高いことが報告されている。
パーソナリティ障害には、次のような類型がある。

・妄想性パーソナリティ障害
広範な不信感や猜疑心《さいぎしん》を示す。自らの正当性を強く主張し、周囲の人々との間で不和や摩擦を生じやすい。

・統合失調質パーソナリティ障害
表出される感情に温かみが乏しく、非社交的、孤立しがちで、他者への関心が希薄である。

・反社会性パーソナリティ障害
他者の権利を無視、侵害する反社会的暴力的行動が特徴である。自らの逸脱行動に責任を負おうとせず、罪悪感が乏しく、他者の感情に冷淡で共感を示さない。

・境界性パーソナリティ障害
感情や対人関係の不安定さ、自傷行為や自殺未遂、浪費や薬物乱用などを衝動的におこなうこと、自己同一性の障害が特徴である。

・演技性パーソナリティ障害（ヒステリー性格）

周囲の人々（とくに異性）の注目や関心を集める派手な外見や演技的行動が特徴である。

・強迫性パーソナリティ障害

一定の秩序を保つことに固執することが基本的特徴である。きちょうめん・完全主義・頑固・過度に良心的で倫理的・吝嗇《りんしょく》（けち）・優柔不断（決断困難）などがみられる。

・回避性パーソナリティ障害

自分の失敗をおそれ、周囲の人々からの拒絶を避けるのが特徴である。自己への不確実感、劣等感などの自己にまつわる不安や緊張がある。

・依存性パーソナリティ障害

他者への過度の依存が基本的な特徴である。そのため、自らの行動や決断に他者の助言や指示が必要となる。他者の支えがないと、無力感や孤独感をいだきやすい。

パーソナリティ障害が自傷行為の発生に関与していると考えられるケースは多い。第五章で論じたように、衝動的、攻撃的、自己破壊的なパーソナリティ傾向は、自傷行為の発生要因の一つである。このため、自傷行為を示す患者では、境界性、反社会性といった種類のパーソナリティ障害が見出されることがある。

表7　自殺関連行動を理由に入院した患者のパーソナリティ障害（計130名）　（林ら、未発表データ）

パーソナリティ障害の類型（SCID-IIによる診断）	人数（比率）
境界性パーソナリティ障害	70 (53.8%)
回避性パーソナリティ障害	40 (30.8%)
反社会性パーソナリティ障害	33 (25.4%)
強迫性パーソナリティ障害	26 (20.0%)
妄想性パーソナリティ障害	22 (16.9%)
統合失調質パーソナリティ障害	20 (15.4%)
依存性パーソナリティ障害	15 (11.5%)
演技性パーソナリティ障害	7 (5.4%)
なんらかのパーソナリティ障害	110 (84.6%)

診断は、米国精神医学会の診断基準ＤＳＭ-IVによる。これらの診断は重複してつけられていることがある。

表7は、自殺関連行動を理由として精神科病院に入院した患者のパーソナリティ障害を研究用の評価面接（ＳＣＩＤ-II）によって診断した筆者らの研究の所見である。

この調査では、自殺関連行動で入院した患者の八四・六パーセントがなんらかのパーソナリティ障害と診断されていた。このパーソナリティ障害の比率の高さは、この研究が精神科病院を舞台におこなわれていることを考えると、むしろ当然かもしれない。先に表5で紹介したホーらの研究ではパーソナリティ障害が、自傷行為で救急医療機関に入院した患者の四五・九パーセントに認められたとされているから、一般の自傷患者に占めるパーソナリティ障害の比率は、筆者らの研究の数値までいたらずとも、相当に高いと考えられる。

このようなパーソナリティ障害の存在によって、自傷者は社会適応に困難をきたし、自傷行為をおこなう状況に追い詰められやすいと考えられる。第五章の症例では、マサミとエリカが境界性パーソナリティ障害、シンゴが境界性および反社会性パーソナリティ障害と診断される。

パーソナリティ障害の類型の中でとくに自傷行為と関わりが深いと考えられているのは、自傷行為をその特徴の一つとしている境界性パーソナリティ障害である。表7に示されているように自殺関連行動で入院した患者の約半数がこのパーソナリティ障害であった。また、境界性パーソナリティ障害患者では、その七五パーセントに自傷行為をおこなった経験があるという報告がある。

パーソナリティ障害と診断されても、それは治らないものと考える必要はまったくない。それはある程度持続的ではあるけれども、永続的な障害ではない。とくに境界性、反社会性パーソナリティ障害は、三十～四十歳代にいたると改善するケースが多いことが知られている。パーソナリティ障害の治療は、精神療法を中心とする心理社会的治療や薬物療法などさまざまな治療法が組み合わされておこなわれている。

第七章　自傷行為への対応

適切で迅速な対応のために

自傷行為が発生すると、自傷者の家族や学校などの現場の関係者には、それに対してなんらかの対応をすることが求められる。しかし自傷行為への適切な対策を迅速に実施することは、一般に容易ではない。自傷行為の現場ではすでに混乱が生じているのが通例であるし、対応者は危険な状態にある自傷者のサポート、他の人々へのその影響を食い止めることといったさまざまな課題に取り組まなくてはならないからである。

本章以降、自傷行為への対応・治療の方法を呈示してゆく。

ここでは、自傷行為への対応を、援助のスタンスを保つこと、自傷行為を理解すること、自傷者を支えること、周囲の人々への対応、対応にあたって注意するべき事項という順序で考えることにしたい。

援助のスタンス

自傷行為への対応の前提となるのは、自傷行為をおこなった人に必要な援助の手を差し伸べようとするスタンスである。これは、自傷者の欠点をただそうとするのでも、ひたすらに助けようとするのでもない、節度あるものでなくてはならない。

自傷行為が不合理なものであるからといって自傷者を非難してはならない。そもそも自傷行為は、その人を叱ったからといって止まるようなものではない。それは、そこに自傷者の窮迫した精神状態があると考えるべきだからだ。しかし過度に同情的になることも有害である。それによっていっそうの同情を得ようとするために、新たな自傷行為を誘発することがあるからである。

次に必要なのは、自傷者の訴えに耳を傾けることである。自傷行為への取り組みの糸口は、自傷者本人の内面に見出されることが多い。しかしほとんどの場合、自傷者は、それを適切に表現するための準備ができていない。ここでは、次々に質問を投げかけるよりも、本人の問題の深刻さをそのままに受け止めようとすることのほうが大切である。

さらに、自傷行為の傷に対して手当てをしたり、自傷者を病院に連れていったりして、身体的損傷に対して手厚くケアすることも重要である。自傷者の身体を気遣い、大切に扱うことは、自傷者が自分の身体を傷つけても構わないという考え方を修正する契機となる可能性がある。

理解すること

自傷行為への対応の第一歩は、自傷者のおかれた状況や心のあり方（精神状態）を知ることである。第五章で示した自傷行為の背景にある感情や、自傷行為の意図は、自傷者から実際に報告されたものであり、自傷者の内面の理解を深めるために利用できる。そこではさらに、自傷者がその行為についてどう思っているか、自傷行為の後で解放感や安堵感が生じるか、その後の後悔の気持ちが強いか、といった情報も重要である。これらは、自傷者と対応者がどのように協力関係を築いてゆくかを考えるうえで有用な情報となる。

自傷行為に対する周囲の人々の反応も、評価のポイントの一つである。自傷行為は、周囲の人々に知られているのか（それとも秘密にされているか）、周囲の人々の同情を集めているか（それとも恐れられ避けられているか）、といった事柄である。これらの反応は、自傷者や周囲の人々のその後の行動に影響を及ぼすことになる。

しかし、このような自傷者のおかれた状況や精神状態を把握する作業は、スムーズにいかないことがほとんどである。それは、自傷者自身が自分の行動の意図をよく把握していない、対応者と協力するための自傷者の心構えが十分整っていないといった事情があるせいである。自傷者は、自分の精神状態や自傷行為の理由について語るのに大変な努力を必要とするのが常である。それゆえ彼らがそれらを打ち明けたときは、「よく表現してくれました」と労をねぎらい、その事情をけっして軽くみるのではなく、重大なこととして捉えるようにするべきである。

情報がスムーズに得られない場合には、自傷者との関わりを継続しながら全体の状況を徐々につかんでいくという作業をしばらく続ける必要がある。ここでは、自傷者との間に信頼関係を築き、互いがスムーズに協力できるようになることが当面の目標となる。自傷者が自傷行為という一般の人々にとって理解しがたい手段に頼るのは、自分をうまく表現する準備ができていないからである。彼らが自分を表現できるようになるためには、安心して関わることのできる対人関係の存在が前提となることが少なくない。それゆえ、対応のスタンスとしては、関わりを続ける中で、事情を語ってくれるのを待つというのが適切だろう。

救いを求める叫び

自傷者への対応における一つの定石ともいえる考え方は、彼らの行動を「救いを求める叫び」として捉えることである。それによって自傷者とのコミュニケーションの端緒が得られることはしばしばある。それがあてはまる実例は、第二章で取り上げたダイアナ妃である。彼女は、英国放送協会（BBC）のインタビューで自分の自傷行為を、救いを求めるためのものと表現していた。このように自傷行為には、周囲の人々に何かを訴えるメッセージとしての側面がある。しかし、自分の行動のメッセージとしての意味を理解しているケースはまれである。ダイアナ妃でもこのように表現できるようになったのは、何年もの努力の後に十分に力をつけてからであり、自傷行為が起きている時期には、このように捉えることはできていなかった。

このような状況では、自傷者の精神状態や周囲の人々に生じるさまざまな反応を結びつけて、自傷行為のメッセージとしての意味を考える作業が必要となる。自傷行為を「救いを求める叫び」としてみることは、自傷者によって反発されるにせよ受け入れられるにせよ、その作業の手がかりとなる。

支えること

次の段階の課題は、支えることである。自傷者は、重大な矛盾や葛藤に直面しているのが通例である。自傷者が自分の体験や自分の置かれた状況の深刻さを表現できる場合には、それに共感を寄せることによって自傷者を気持ちで支えることができる。しかし実際の自傷者は、文字通り自分を見失っている状態にあり、自分の状態をうまく表現できないケースが大多数である。そのような場合には、その気持ちを理解することが難しいため、まず自傷者を支えることが必要になる。

自傷者を支えるための最初のステップは、自傷者を援助しようとする対応者の存在を伝えることである。それはたとえば、「私にはまだあなたの辛い思いをよく理解できないけれども、自傷行為を繰り返してほしくはない。それをやりたくなったら、どうか私に声をかけてほしい」というようにである。

さらに、自傷者の自尊心もしくは自己評価を高め、自己コントロール能力の回復を図ることも重要なポイントである。たいていの自傷者は自尊心が大きく損なわれた状態にあるので、対応者はその自尊心の回復を促すように関わるべきである。

まずおこなうべきことは、困難を克服しようとしてきた自傷者のそれまでの努力に敬意を払うことである。自傷者は、対応する者が彼らを肯定的に捉えようとすれば、そのぶんだけスムーズに自分を表現できるようになる。また、自分をコントロールできた点を評価することも大切である。それは、自信を失っている自傷者に再び自分の問題に取り組もうとする勇気を取り戻すきっかけになることがある。

このような関わりを重ねる中で、自傷者の内面が徐々に明らかにされ、その抱えている問題が把握できるようになる。自傷者を支えようとする作業は、それを理解する作業と同時にゆっくりと進んでゆく。

基本的な注意点

自傷者への対応では、注意するべき点がいくつかある。

第一の注意点は、自傷者に過剰に反応して、ふりまわされないようにすることである。自傷者の家族や身近にいる人々は、自傷行為や自傷者の態度に反応して怒り、心配、不快感、絶望といった強い感情を抱きやすい。しかし、このような感情に流されては、適切な対応ができなくなる。

さらに、自傷者に対応する人々には、過剰に心配して自傷者に親身になりすぎるとか、嫌悪感を抱いて拒絶的な態度を取るとかの両極端の反応が生じることがある。しかし対応者が、このような状態になると、自傷者と適切に関わることがいっそう難しくなる。たとえば、心配が高じて関わりが過保護になるなら、その関係をつなぎとめようとする自傷行為の再発を助長することになりかねない。また対応者が自傷者への批判的な気持ちをそのまま表明すれば、自傷者は自分が無価値であるという考えに傾き、自分を傷つけたくなる気持ちを募らせることだろう。

ここで重要なことは、対応者が自らの立場や本来の関わり方にふさわしい援助のスタンスを保つことである。それは、けっして容易な課題ではない。そのために対応者は、自分が感情的に極端な反応が生じていないかを随時チェックする必要があるし、また、周囲の他の人々に相談することやサポートを求めることを心がけるべきである。

第二の注意点は、対応者が過度に責任を感じないようにすることである。自傷者の家族などの身近な人々は、しばしば自傷行為の発生が自分のせいではないか、自分がそれを防げたのではないかと過度に責任を感じることがある。その結果、自傷者の対応にあたる人は、自分の立場や能力を超えて自傷者を助けようとすることがある。それは多くが熱心さの表れであり、けっして一概に責められないのであるが、それによって、かえって対応が難しくなることがある。

その一例は、対応者が「自分が自傷者を治療しよう」と考えることである。これは、対応者が治療スタッフの役割までを担おうとする態度であり、それによって対応に障害をきたす可能性がある。

反対に、自傷者の態度によって対応者が過剰に大きな役割を担わされてしまうことがある。それは、自傷者が「自分を救うのはあなたしかいない」などといって対応者に強く頼ろうとするような場合である。これは、専門用語で「理想化」と呼ばれる動きであり、自傷者が依存したいと感じる相手を理想的な人物と見ることによって、自分を支えようとしているのである。しかし、このような過大な期待は失望に変わるのが常であり、対応者がそのような期待に応えようとすると、その関係は早晩破綻の危機に瀕することになる。

自傷者の非現実的な期待が込められた理想化に応えようとすることは、よい結果をもたらさない。自傷者の回復に本当に貢献するためには、対応者は限界のある現実的な存在として関わることが必要である。過剰な期待を抱かれた場合、対応者は「自分の立場では、それ以上のことはできないのです」と自傷者に率直に自分の限界を伝えるとよいだろう。

注意点の第三は、自傷者も対応者も、ともに自分の行動に責任を持つようにするべきだということである。自傷者を自分の行動に責任を持つべき個人として扱うことは、自傷行為の対応における基本である。それは、自傷行為が自傷者によって意図的におこなわれる行動であり、自傷者自身に責任のあるものとして捉えなければ、対応が非常に難しくなるからである。

しかし、自傷行為の発生する状況では、それぞれが自分の行動に責任を持とうとしないという歪んだ対人関係が生じていることがしばしばある。たとえば自傷者には、自傷行為の責任を他者に求めて、「自傷行為はあの人のせいで起きたのです」といった責任転嫁の訴えが見られることがある。しかし、そのような態度を対応者が受け入れることには、なんの益もない。対応者は、自傷者の苦しい状況を思いやりながらも、その態度を変えるように求めなくてはならない。この場合の対応の課題は、そこで生じている対人関係の歪みを修正して、互いが自分自身の行動に責任を持とうとする対人関係を築くことである。

対応者の側でも、自分自身の行動の責任を曖昧にする動きが見られることがある。それはたとえば、対応する人が「自傷行為をやめないと、援助をやめる」といって自傷者に自分の意に沿うように求めるような場合である。これは、「援助をやめる」という自分の行動の責任を相手(自傷者)に負わせようとすることであり、対応者の役割を逸脱したものといわざるをえない。そのような自分の行動の責任を他者に持たせるようなことがまかり通るならば、通常の対人関係が成立しなくなり、関わりは早晩ゆきづまるだろう。

対応者が自分の行動の責任を、相手に押しつけるのでなく、自分で担うべきことは、先に述べたように自傷者が自分の行動に責任を持つべきこととまったく同じである。

注意点の最後は、自傷行為への対応が容易に進まない場合には、精神保健の専門家へのコンサルトあるいは精神科治療の導入を考慮するべきだということである。また、自傷行為に自殺の強い意図が伴われているなど自殺未遂の特徴が明らかな場合や、その背景に精神疾患があることが疑われる場合には、精神科治療が必要となる。自傷行為の自殺未遂の側面や、その発生への精神疾患の関与については、第四章、第六章を参考にしてほしい。

脅かしへの対応

ここで、自傷行為の「脅《おびや》かし」への対応について触れておこう。

けっして多くはないけれども、自傷者が「あなたが私の要求に応じなければ、自傷行為をします」といって対応者を脅かすことがある。この状況でも、先に述べたような自分の行動の責任を相手に押しつけようとする歪んだ対人関係が生じている。

このような「脅かし」への対応では、それを受け入れても、逆にそれを拒否しても、対応者が袋小路に追いやられることになる。なぜなら、その要求を受け入れれば、対応者に責任のあることを認めることになるし、拒否すれば、新たに（自分の責任を問われかねない）自傷行為の発生に脅えなければならないからである。この結果、対応者は追い詰められて、十分な対応が困難になり、さらに自傷者の欲求不満も強まって、自傷行為の発生する恐れはむしろ高まることになる。

この「脅かし」に適切に対応するためには、先に述べたように自傷者に自らの行動の責任を持ってもらうようにするという原則を適用するべきである。つまり、「そのように自分の行動を条件にして、他の人に何かを依頼することは、間違っています」、「自分の行動は、自分の責任においておこなわれるものです。それを他の人のせいと考えるのは誤りです」などと十分に説明したうえで、「脅かし」による要求をきっぱりと断ることである。

「脅かし」への対応の基本は、このように「脅かし」の状況に入ることを拒むことである。しかしそれは、自傷者その人を拒絶することではない。対応者は、「脅かし」とは別の文脈の中で、お互いの立場や責任を明確にしながら、自傷者の本当に必要としていることを満たすという共同作業を進めようとする。このように関わりを仕切り直すことによって、対応者は、本来の対応、援助の作業に復帰することができるだろう。そしてこのような対応は、対人関係の歪みを修正することに通じてゆくことはいうまでもない。

これまで述べてきたことの多くは、自傷者自身の力を強くするための援助である。自傷行為は、本書で紹介した多くのケースで示されているように、自傷者自身の行動・判断の積み重ねの結果である。それゆえ、ここでは、自傷者が力をつけて、その人にふさわしい方法で状況に対処できるようになることこそが本質的な解決への道である。

「流行」をくいとめる

現場の状況や周囲の人々との対人関係によって自傷行為が発生していることが明らかな場合、自傷者を含む状況全体への対応が必要となる。また、自傷行為が周囲に及ぼす影響への対応も重要である。

自傷行為のために家族や学校などの集団全体が恐怖心や罪悪感に取りつかれたり、身動きのとれない一種の麻痺の状態に陥ることがある。自傷行為が繰り返されたり、自傷行為が多数の人によっておこなわれる「流行」の事態にいたれば、その影響はいっそう強烈なものとなる。その危機的な状況は、第三章で示したリストカットの学校での流行の養護教員による報告（新聞記事）から窺《うかが》い知ることができる。

集団における対応の第一の課題は、先に述べた個人への対応と同様に、自傷者と協力的な関係を築きながら、状況の把握を進めることである。このような状況では、対応する人々が問題の理解を共有し、互いにサポートしあうことが必要である。関係する人々が互いに協力することによって、一人では解決困難な問題にうまく対応できるようになることは少なくない。とくに、流行として自傷行為が起きている状況では、関係者の協力を欠かすことはできない。

「流行」への対応の中で、自傷行為の発生原因として家族関係の問題や、集団に鬱積《うっせき》している不満・不安、いじめや非行グループの存在といった問題が浮かび上がることがある。そうなると対応者の課題は、それらの集団の問題に対する対策を講じることである。具体的には、集団メンバーに対して、自傷行為に頼るのでなく辛さを言葉で表現することを呼びかける、集団に充満している不安や不満を減らす施策をおこなう、いじめへの適切な対応をするといったことである。

このような場合には、対応者と自傷者もしくはほかの集団メンバーとの話し合いの中で対応策を定めるのが理想的である。しかし実際には、十分に理解する前に対応策が求められることがほとんどであるため、講じられた対応への自傷者もしくは集団の反応を見て、次の対応を決めてゆくような一種の手探りの作業が求められることが多い。

チームプレーとリーダーシップ

集団における対応において関係者がスムーズに協力しあうためには、チームプレーとリーダーシップが必要である。まず、チームプレーでは、対応する関係者のそれぞれが立場を明確にして、互いにそれを尊重しあうことが原則となる。それなしには、立場の異なる関係者同士の協力が困難となり、無用な混乱が生じやすくなる。また、リーダーシップは、対応にあたる関係者チームにその活動の方向を定めるために必要である。

対応チームのリーダーは、家族や学校の担任教師といった自傷者にごく近い人よりも、学校が現場ならスクールカウンセラー、家族関係が問題となっているなら相談施設のスタッフや精神科治療スタッフといった、全体的に状況を見渡すことのできる立場にあり、直接に個人的な関わりのない人が適切である。

メッセージを受けとめる

集団場面において発生する自傷行為には、とりわけメッセージとしての側面が強い。そのような自傷行為には、それが欲求不満や怒りの表現だとする理解があてはまることが多い。そのほか、周囲の人々に衝撃を与えたいという欲求や、他者の行動を変化させようとする試みといった意味が認められることがある。第四章で示した南条あやが自分の初期の自傷行為を「同情」を求めるための行動であったと記しているのは、その一例である。また、流行として生じる自傷行為は、第三章で述べた社会文化的に規定されている自傷行為のように、自傷者同士の連帯感を示すという意味や、学校や病院などの組織に対する反抗、挑戦といった意味を帯びていることがある。

集団場面で発生する自傷行為への対応のポイントは、そのメッセージの意味を理解し、それを皆に共有される通常のコミュニケーションの中に組みこもうとすることである。周囲の人々から理解されて、受け止められたと感じたなら、自傷者たちは自傷行為という病的なメッセージの発信方法をやめるだろう。

しかし、もともとが問題をはらんだメッセージである自傷行為を的確に受け止めることは容易ではない。自傷行為が上の世代の人々への反抗や挑戦の意味を帯びていると捉えて、関係者が自傷を止めようとしてやっきになると、かえって自傷行為をエスカレートさせてしまうといった事態も生じうる。そのような場合には、うわべの「反抗」や「挑戦」のみに対応するのをやめ、まず相互の理解を進めるというように基本的な姿勢の変更が必

図3　自傷者が自分の問題に立ち向かう構えの形成

関係者との関わりの準備不足、拒否。 過度の依存。 自分の行動を他者のせいにする。 自傷行為の脅かしで他者を動かそうとする。	⇨	自分の課題を知る。自分の課題に取り組もうとする。 適切な対人関係を維持しながら、他者の援助を仰ぎ、協力して課題に取り組む。 自分の行動に責任を持つ。

図4　対応者が自分自身のスタンスを整える方向

自傷行為をやめさせようと説得する。 恐怖感、怒りにとらわれる。 あたたかさの欠けた対応。 過剰な心配、過保護。 自傷行為を自分のせいと過度の責任を感じる。	⇨	冷静に自分の役割の中で援助の方向を探ってゆく。 お互いの責任を明らかにし、協力関係を築こうとする。 自傷者の力を強めようとする適切な援助。

要になる。

自傷行為に込められたメッセージの意味を理解し、それを受け止めようとする作業は、すぐにはうまくいかないことを覚悟のうえで、継続しておこなう必要がある。そのような努力の中で、自傷者と周囲の人々は自傷行為の理解をいっそう深めることができる。

対応者のスタンスと働きかけ

対応者が自らのスタンスを整えることと、自傷者が自分の問題に立ち向かう構えをとることを促すことは、対応の基本となる作業である。

図3、図4には、対応における自傷者と対応者の変化の方向が示されている。

実際の対応は、対応者と自傷者がこのように態度を変化させるにつれて、徐々に進展してゆくものである。

自傷行為からの回復は、自傷者が自分自身の進むべき方向を見定め、それを追求しようとする努力によって実現される。対応者の側では、自傷者の回復を促進するため、自傷者を理解し支える、対応者にふさわしいスタンスを作り上げる必要がある。ここで重要なのは、集団における対応で強調したように、対応にあたる人々はそのスタンスを維持するために、できるだけ助け合うことである。また、自殺未遂との区別や第六章で示したような精神疾患が問題になるケースでは、精神保健の専門家のサポートを求めるべきである。


本章の最後に、自傷行為への対応が、次の章で述べる精神科治療とどのように関連しているのかを確認しておこう。

精神科治療とは、医学的もしくは心理学的問題の解決を目指す活動である。そこでは、患者と治療スタッフという立場が明確になっており、治療をおこなう者がそのための専門技能を持っていることが条件である。これに対して対応とは、家族や身近にいる関係者といった幅広い人々によって日常的な関わりの一部としておこなわれるものである。

この自傷行為への対応と治療とは密接に関連していて重なる部分が多いのであるが、両者が混同されると問題が生じることがある。たとえば、協力的な関係が形成されていない対応の段階で「治療」がおこなわれると、それは混乱の原因になる。しかし、ここで理解しておかなければならないのは、自傷行為への対応は治療の準備作業であると同時に、その基礎だということである。つまり、治療とは、本章に示されているような対応がおこなわれて、はじめて成り立つものなのである。

第八章　自傷行為の治療

モデル症例の治療

治療とは、前章で取り上げた一般的な対応よりも専門的な様式の関わりである。治療で扱われる自傷行為には、一般に見られるものよりも深刻であり、自殺未遂の色彩が濃く、精神疾患の影響が反映しているものが多く含まれている。

自傷行為に対する治療の実績は、これまでに多く蓄積されつつある。しかし、自傷行為は多様で複雑な現象であり、その治療の方法や経過は症例ごとに大きな相違がある。そこでは、それぞれに適合した治療方法が求められている。本章では、第五章で呈示した三症例の治療経過を追いながら、わが国で一般的におこなわれている自傷行為の精神科治療について説明することにしたい。

症例マサミの治療経過

治療を開始したときのマサミは、「リストカットをやめる気はない」と明言していた。そのため、担当医は、マサミの陥っているうつ状態のほうに治療の焦点をあてることにした。まず、うつ状態からの回復の道筋として、薬物療法を受けながら、しばらく無理せずに休養をとることを奨めたのである。リストカットについては、彼女が受け入れやすいように「リストカットに頼らないですむように気持ちを立て直す」ことを治療目標とすることを提案して彼女の同意を得た。

彼女はその後、ほぼ定期的に通院しながら、抗うつ薬の一種である選択的セロトニン再取り込み阻害薬（SSRI）を服用し、しばらくの間、リストカットの頻度を減らすことができた。しかし彼女は、抑うつ気分、通学のプレッシャー、父親への憎しみを持続的に訴えており、姉に家事や身のまわりのことを援助してもらうことでようやく通学できる状態だった。そうしたなかで、自分の課題を完全に実施しようとして負担を増やしてしまい、その結果、精神状態を悪化させることがあった。また、病院で処方された薬を過量服用する、大量の飲酒をして日課を乱す、といった行動も見られていた。

担当医は、通学を続けようとしていることや、病院を定期的に受診していることなどの彼女の前向きの姿勢を評価しながら、日課を乱す衝動的行動を彼女自身の問題として認識することを促した。また、気持ちのゆとりを増やすために「楽な気持ちの時間を少しずつでも増やすこと」などと助言していた。

受診して三ヵ月後、マサミは孤独感や父親への恨みを強めて、再びリストカットを頻回におこなう状態となった。彼女はどうしても「手首に跡を残しておきたいと考えてしまう」のだという。この悪化は、リストカットの傷跡が学校で噂されるようになったことがきっかけの一つだったようだ。

この事態に対して担当医は、この頃から外来に同行するようになっていた姉を診察室に呼びいれて、合同面接をすることにした。この面接でマサミは、姉に対して「自分に欠けていた家庭のぬくもりが欲しい。姉が忙しいといって自分の面倒を恋人や友人に任せてしまうのが辛い。姉には自分とずっと一緒にいてほしい」と要求し、「そうでないと本当に死んじゃう」と脅かした。姉は、この要求に応えて必死でマサミに付き添おうとしてきたが、彼女を満足させることはできないと答えた。

この状況に対して担当医は姉に、マサミの心境を理解しようと努力するべきだが、その要求に言葉通りに従うのでなく、大人同士の関わりとして常識的な範囲の援助に留めるべきことを助言した。彼女の「脅かし」に屈して無理な要求に応じることは、第七章で指摘したようによい結果をもたらさない。代わりに必要なことは、互いが自分自身の行動に責任を持とうとする大人同士の関係を確認することである。

このような合同面接を数回重ねると、マサミは、そこでの交流に手応えを感じはじめたようだ。彼女はリストカットに、自分の辛さを周囲に伝えるという意味があったことを認めるようになり、リストカットをなるべくしないことを約束した。姉もそのような彼女を見て、負担感がずいぶんと軽くなり、落ち着いてマサミの心境を思いやることができるようになった。

その後、彼女の通院は間遠《まどお》になっている。ときおりの電話や面接における報告を総合すると、彼女は、さまざまな困難に直面してもリストカットをしなくなり、通学を続けることができているようだ。

症例シンゴの治療経過

過量服薬の影響から回復したシンゴは、「職場の上司が許せない」と怒りを露《あら》わにしていた。彼はまた、治療スタッフに拒絶的な態度をとり、病棟生活のさまざまな制限や規則に対する抗議を繰り返していた。そして彼は、過量服薬を「死のうとしたこと」は認めるが、「死ぬつもりは半分だった」といって入院治療はおおげさで必要のないものだと主張した。担当医は、たとえ本人が深刻なものと捉えていなくとも、周囲の人々にとって過量服薬は重大な意味があると説明をしたが、彼はそれを受け入れなかった。

彼はまた、入院の必要性を説く両親に対して「親はなぜ自分を産んだんだ。自分がこんなに苦しむことの責任をとれ」と責めるのだった。これに対して両親は、それまでの放任主義的な態度を改めて、「自分に危険な行動があったのだから、入院は仕方がない」と毅然とした態度で説明を繰り返した。

このようなやりとりを重ねるうちに、彼は自らの問題への自覚を徐々に深めていった。その変化に伴って治療スタッフや母親への彼の態度は協力的なものへと変わっていった。このような経過の中で安定を回復した彼は、入院後三週間で退院となった。

退院して数ヵ月の間、シンゴは、やはり入院前と同じようにうつ状態に苦しめられていた。彼は何度か仕事にチャレンジしたが、すぐに疲労してしまい、自分の思い通りに仕事を続けられなかった。そのために彼は、「自分には生きる意味がない」などと厭世《えんせい》的になることがあった。また、周囲の人々が自分を認めてくれないと考えて、周囲への敵意を強め、ささいないきちがいから怒りを爆発させることが見られていた。

シンゴのうつ状態は、退院後約半年間続いた。この間、担当医は薬物療法と並んで、彼自身の認識を現実的なものに修正することを目指して面接を続けていた。その後の彼は、自殺念慮や自傷行為が見られなくなり、ほぼ安定した状態で就労できている。

症例エリカの治療経過

エリカの自傷行為や過量服薬は、「いてもたってもいられない」という切迫した焦燥感や空虚感の中で発生していた。しかし彼女には、それを問題だとはいうものの、自傷行為を積極的にやめようとする気構えが乏しく、むしろそれを辛い精神状態から脱出するための手段として利用しているようであった。彼女はリストカットや過量服薬をすると、気持ちが楽になって、しばらくそれをしなくてもよくなると語っていた。

治療では、抗うつ薬による抑うつ症状の改善と、無気力のために不規則になりがちな生活を立て直すことに焦点があてられていた。彼女には、学校やアルバイトに行けないことなどで自責的になるものの、主体的にその生活を変えようとする行動を起こせない状態が続いていた。

さらに彼女には、うつ状態と躁状態の気分の変動が見られていた。彼女の気分状態では、無気力ですべてになげやりになるうつ状態が支配的であったが、それにときおり、交際範囲を性急に広げようとして周囲の人々と衝突を起こしやすくなる軽い躁状態の時期が織り交ざっていた。このような気分状態の変動に対しては、抗うつ薬や気分調整薬が使用された。

治療が開始されて約二年が経過した時点で、彼女は過量服薬をきっかけにして入院治療を受けることになった。空虚感や焦燥感による苦痛が抑えられなくなり、処方薬を大量に服用した彼女は、その後に強まった恐怖感の中で、担当医に助けを求める電話をかけてきた。担当医の指示でタクシーで来院した彼女は、薬剤の影響でもうろう状態となっており、胃洗浄の処置を受けたのちに入院となった。

エリカの入院によって彼女の自傷行為や過量服薬は、すべて家族の知るところとなった。彼女は「両親の悲しそうな顔を見るのが辛かった」という。彼女は、両親に対して自分の行動で心配をかけたことを謝罪し、さらにそれまで内緒にしていた自傷行為の体験を打ち明けた。それをきっかけにして、彼女は周囲の人々にとっての自分の行動の意味について考え始めた。

こうして彼女は、家族の反応が返ってくることによって、自分の行動の重大さを思い知ることになった。両親は、エリカの自傷行為と入院にショックを受けていたが、それまで長い間、アルバイトも学業も続けられなかったのは精神疾患が重いせいだという現実を受け入れて、それまで以上に腰を据えてエリカの精神疾患と取り組む覚悟を固めたようだ。

エリカのリストカットや過量服薬は、この入院の後、まれになっている。彼女はさらに、生活のペースを地道に固めるという方針の下で、気分状態が変動しても続けることのできる軽いアルバイトを始めることにした。彼女の自傷行為はそのような生活が軌道にのると見られなくなっている。

治療関係を築く

次に、これら三症例を振り返りながら、自傷行為に対する治療の考え方を示すことにしよう。

治療の前提となる作業は、まず、患者の自分自身の問題についての自覚を促すことである。その際には、自傷行為が危険を伴うものであること、患者の内面的な問題の反映であることを指摘することが有用である。しかし治療スタッフは、患者が問題に取り組む準備ができていないとしても、その自覚を性急に求めるべきでない。むしろ、それを治療全体を通じて目指すべき目標の一つとして考えて、穏やかに問題の認識を促し続けるのがよいだろう。

治療は患者と治療スタッフの共同作業の形をとることが必要である。この共同作業を進めるためのポイントは、自傷行為の否定的側面にだけ目を奪われるのでなく、それが自分を保とうとする患者の努力の一つであることを認めようとすることである。逆に自傷行為を頭ごなしに悪い行動と決めつけるような対応は、患者の治療への意欲を損なうだけに終わるだろう。

この共同作業の目標を定める際には、自傷行為を完全に防止することにこだわる必要はない。自傷行為は、患者の呈する問題の一部にすぎないし、治療スタッフがもっとも関心を寄せるべきことは、患者自身が自分の問題にどのように取り組むか、だからである。

患者が自傷行為を、治療するべき問題として認めようとしないケースもまれではない。

そのような場合は、症例マサミの治療でおこなわれたように、自傷行為自体よりもその背景にあるうつ状態に焦点を合わせるといった、別のポイントから出発するという方法でもよいのである。このような作業を進める中で、自傷行為への主体的な取り組みが開始されることも十分期待できる。そしてさらに、患者の自傷行為のきっかけ、自傷行為における自分の考えや行動の流れ、自傷行為に対する周囲の人々の反応といった事情を理解する作業を進めてゆく。

シンゴとエリカの治療経過でも、治療開始当初の患者は、自傷行為を問題として十分に認識していなかったが、問題への認識が広がるうちに自傷行為を治療の対象として捉えられるようになっている。

自傷行為への管理的対応も重要な課題である。治療に際しては、それが重大な管理的問題となった場合の対応をあらかじめ定めておくこと、そしてそれを患者に伝えておくことが必要である。たとえば、自傷行為が重大な身体障害や生命の危険に通じると予測される場合には、入院治療の導入や救急隊への通報などがおこなわれることを伝えておく。ここにおいて治療スタッフは、治療でできることには常に一定の限界があり、それを超えないようにすることを患者に求めるのである。

このように治療体制を維持するために必要なルールを明確にすることは、精神科医療で

「制限設定」と呼ばれている。この働きかけには、治療環境を守るためという管理的な側面もあるのだが、同時に、守るべきルールを明確にして、自傷者が自分自身をコントロールしやすくするという治療的な意味もある。彼らが「それ以上のことをしてはならないと宣告されて、かえって安心した」と語ることはしばしばある。

治療作業の進行

患者の抱えている問題の特定やサポート体制の構築といった治療作業が進むのは、治療関係の中においてである。しかし治療関係の形成は、かならずしも順調に進むとはかぎらない。そのような場合に必要なことは、患者の選択を尊重しつつ、一貫した節度ある援助のスタンスを維持することである。

呈示されたモデル症例でも治療開始当初、自傷行為への取り組みが熱心だったとはいえない。マサミでは、リストカットの原因を自分の養育環境、とくに父親の態度に求めようとする姿勢が支配的だった。また、エリカやシンゴでも、本格的に治療に取り組むようになるのには、入院によって自傷行為の重大さに直面させられるという経験が必要だった。

しかし、治療開始当初の協力関係が不十分であっても、悲観する必要はまったくない。モデル症例に見られるように、自傷者の自分の問題への認識を促し、治療スタッフとの関係を強化する作業を続けるうちに、協力的な治療関係が芽生えてくることが十分に期待できるからである。

治療の実質的な作業は、自傷行為を防止するための方法を編み出し、それを患者に実践してもらうことである。それは、自傷行為の発生要因を除去することや自傷行為にいたるプロセスを止めることなどによって実現できる。直面している問題を実際に解決しようとすることもしばしば有効である。また、自傷行為を生じるストレスや苦痛を鎮めること、そして自傷行為のきっかけとなった出来事に対する認知を修正することも有力な方法である。これらについては、次章で詳しく述べることにする。

周囲の人々への働きかけ

家族など周囲の人々に対する働きかけも重要である。自傷行為は周囲の人々に対して一種のメッセージとしての意味を帯びることがしばしばある。そのメッセージは、当初、周囲の人々には受け止めがたいことが多いのであるが、治療の中で患者やその関係者の間でそのメッセージの理解が共有され、コミュニケーションが回復されると、自傷行為が軽快することが少なくない。

呈示された症例でも、患者と家族など周囲の人々とのコミュニケーションが回復するとともに、自傷行為は見られなくなっている。症例マサミでは、リストカットの代わりに、彼女の不満を言葉や他のメッセージ手段を用いて表現することが促され、姉にそれを受け止めてもらうと、リストカットが減っていった。

エリカの自傷行為は、心理的な苦痛を身体的な痛みを発生させることによって処理する手段であった。彼女は自傷行為を秘密にしていたが、過量服薬による入院によって、その問題は家族の知るところとなった。その結果、エリカ自身もその行動の重大性を自覚するようになった。彼女の自傷行為はその後、家族と協力して生活を立て直す作業を続けるうちに見られなくなっている。

同様の経過は、症例シンゴでも認められる。入院したことによって彼は、自分の個人的な思いに駆られての自傷行為が周囲の人々にとってまったく異なる意味を帯びていることを知った。彼の自傷行為は、家族との交流が回復され、自分の生活を新たに築こうとする努力の中で消えていった。これらの経過から、患者本人と周囲の人々のコミュニケーションを回復することが、自傷行為の治療において重要であることが確認できるだろう。

「わたし」を取り戻す

自傷行為は多くの矛盾をはらんだ行動である。そこでは患者に、統合されたものとしての自分を保ち、行動の一貫性を維持する機能が損なわれていることがうかがえる。このような患者に対して、治療スタッフがその行動の意味を理解しようとして話し合うことは、患者が自分の行動を見直して、それを統合しようとする動きを促すことになる。この過程の中で、患者の行動の意味がいっそう理解されやすくなり、患者と周囲とのコミュニケーションが容易になる。このような過程が進むと、自傷行為という矛盾した行動をとることは、もはや必要なくなるのである。このような過程は、「わたし」を取り戻す過程であると表現できるだろう。

自分の行動を見直し、統合しようとする作業は、思春期・青年期の人々にとって特別に重要な意味を帯びている。十二、三歳頃から二十歳頃までの思春期・青年期は、人間が周囲の人々に依存し、多くの保護を受ける子どもの存在から、自立的で責任を持った大人へと成長してゆく過渡期である。この時期の人々では、自分を作ってゆくということが最優先課題である。自傷行為が思春期・青年期の人々に多く見られるのは、それが自分を作るという発達的課題の問題と密接に結びついているからである。

そのようなケースでは、親から離れて自立を目指すこと、自分らしさの追求・自己同一性の確立といった自分を確立する課題のゆきづまりが自傷行為の形で現れる。このような思春期・青年期の人々の自分を作るという課題の遂行を援助することは、彼らの自傷行為からの回復に貢献するに違いない。

ここで、患者の、自分の行動を整え自分を統合しようとする作業を助けるための、心理的な働きかけを二つ挙げておきたい。まずそれは、治療スタッフが患者の述べる考えや感じ方を本当のものと認めて尊重し、受け入れることである。先に述べた、自傷行為に患者を支えるプラスの側面があるということを認めるのもそのような働きかけの一つである。

第二は、患者の自己評価を高めることである。自傷行為をおこなう患者の自己評価は、第五章、第六章で指摘したように通常極めて低い状態にある。そのような自傷患者に対して、患者のよい面を認めて、自尊心を保たせようとすることは、治療の基本的作業である。そのような働きかけによって、自傷者は、自分を統合し、一貫性のあるものに作り上げるエネルギーを得ることができる。

精神疾患・パーソナリティ特性・状況的要因

第六章で示した精神科医療の立場から、自傷行為の治療を考えてみよう。自傷行為は図5に示されている三つの要因、精神疾患、パーソナリティ特性（障害）、状況的要因から生じていると把握ができる。

先に呈示したモデル症例の治療では、自傷行為の背景となっている精神疾患に対する治

図5　自傷行為の精神科医療からみた原因

自傷行為		
抑うつ症状、自殺念慮、罪悪感	攻撃的・衝動的行動パターン、感情不安定、低い自己評価、自責的傾向	窮迫した状況、自傷行為のきっかけとなる出来事、自傷行為の流行
うつ病、アルコール・薬物の依存・乱用、統合失調症、摂食障害などの精神疾患	パーソナリティ特性（パーソナリティ障害）	対人関係の要因、社会文化的要因などの状況的要因

療がおこなわれていた。

　彼らのリストカットや過量服薬は、抑うつ症状（うつ病）がその発生に関与していることが明らかである。彼らでは、自傷行為の背景として慢性的な空虚感や厭世観、自己評価の低下、罪悪感などの抑うつ症状が認められており、それに対して選択的セロトニン再取り込み阻害薬（SSRI）などの抗うつ作用のある薬剤が使用されていた。エリカでは、うつ状態と軽い躁状態が出現する気分の波があったので、躁うつ病に有効な気分調整薬が追加投与されていた。さらに症例では、不安感や焦燥感を緩和するための抗不安薬などの精神安定薬も使用されることがあった。

　これらの薬物療法は、自傷患者の治療の糸口になることがしばしばある。薬物療法以外にも、呈示された症例の治療では、精神疾患の性質や治療方法を説明し、治療への主体的な関与を促す治療教育がおこなわれていた。

問題となるパーソナリティ特性に対する治療も重要である。その一つは、彼らの否定的な自己イメージ、衝動的な行動パターンといったパーソナリティ特性に対する患者の自覚を促し、それへの対処法について患者とともに検討することである。問題となるパーソナリティ特性に対しては、薬物療法も有用であると考えられている。たとえば、SSRIや気分調整薬には、衝動的行動を減じる効果があるという報告が重ねられている。

自傷行為の治療では、その発生の素地となった対人関係の問題などの状況的要因や、そのきっかけとなった出来事への対応が必要になることがしばしばある。モデル症例でも、家族関係の問題や職場でのトラブルが自傷行為の原因の一つとなっており、患者へのサポートを強めるなどの目的で、家族に対する働きかけがおこなわれていた。

自傷行為に対する薬物療法

薬物療法は、第三章の最後で述べたような自傷行為の生物学的発生要因に働きかける治療である。現在、もっとも注目されているのは、SSRIによる薬物療法である。これには、衝動的行動を発生させていると考えられるセロトニン系の機能異常を修正する作用があると考えられている。また、海外では、エンドルフィン（痛みの発生を抑える脳内の麻薬類似物質）が異常に分泌されているために自傷行為が発生するという仮説にもとづいて、患者への麻薬作用阻害薬の投与が試みられている。

自傷行為をおこなう患者には、さまざまな種類の精神安定薬（抗不安薬や抗精神病薬）が使用されることがある。それらに自傷行為を抑制する直接的な効果はないと考えられているが、鎮静・抗不安効果によって自傷行為の発生の危険を減らすことが期待できる。そのほか、衝動性や攻撃性を緩和すると考えられている気分調整薬も一般に使われている。

本章ではいくつかの精神科的治療法が示されているが、実際の治療では、それらが必要に応じて組み合わされて用いられている。それは、自傷者が本来の自分を見失っている危機の状態にあるなら、自分のあり方を取り戻してゆく過程を援助する心理的な働きかけを、周囲とのコミュニケーションに重大な問題が生じているなら、家族や学校などの状況への働きかけを、さらに、精神疾患や問題となるパーソナリティ特性が伴われているならば、それらへの治療を、というようにである。

本章で取り上げられているのは一般的な精神科治療であるが、次章では、自傷行為に特化したやや特殊な対処法や治療法を見てゆくことにしたい。

第九章　さまざまな対処法・治療法

手軽にできる対処法

自傷行為に対しては、これまでに示したもののほかにも、さまざまな対処法や治療法が応用されている。ここでは、そのなかから有力なものを紹介することにしよう。それはまず、比較的手軽に実践できる対処法である。

本書でこれまで述べてきたように、自傷行為には自傷者にとってプラスに作用する側面がある。それゆえ、自傷行為を止めるには、そのプラスの点を補う対処法が効果を生むことがある。そのような技法は、自傷行為の衝動が強まったときや自傷行為が必要とされる状況に陥ったときに用いられて効果を発揮する。これは、治療スタッフの指導を受けながら習得するのが効率的であるが、一人でも十分に習得、実践することができる。

ここで取り上げるのは、代替技法、リラクゼーション技法(呼吸法、ストレッチ技法、イメージ法)、そしてリクリエーション活動である。

・代替技法

代替技法とは、自傷行為に類似した効果を生じる手段を用いるものである。それは、皮膚に出血しているかのような赤い色を塗る、傷ついたような絵を皮膚に描く、痛みを生じる刺激薬物を皮膚に塗る、輪ゴムで皮膚をはじいて痛みを発生させる、氷や冷凍パックを皮膚にあてて痛みに類似した感覚を発生させる、といった方法である。そのような感覚を生じることによって、自傷行為の代わりとするのである。しかし、この方法はあくまでも自傷行為の疑似体験であり、この方法に頼り続けることは、かえって回復の妨げになる恐れがある。

・呼吸法

呼吸法は、リラクゼーション技法の基本といえる方法である。呼吸を整えることは、精神を安定させリラックスをもたらし、不快な気分状態を改善する効果がある。これに類似した技能は、禅、ヨガ、武道などでも用いられており、ごく一般的なものといえる。それはまた、他のリラクゼーション技法と併用することもできる。

呼吸法の基本は腹式呼吸である。その実践の一例は次のようなものである。まず、薄明るい静かな場所に姿勢を正して座り、肩の力を抜いてリラックスを心がける。そして、(1)臍《へそ》の少し下のあたり（丹田と呼ばれるツボ）に意識を集中し、ゆっくりと口から（腹の空気をすっかり出すようにして）息を吐く。(2)息を吐ききったらそのままゆっくり三つ数える。(3)ゆっくり腹に空気を送り込むようにして吸い込む。(4)吸いきったところでそのままゆっくり三つ数える。そしてさらに、(1)〜(4)を繰り返しながら、徐々に一分間に三〜六回程度のゆっくりとした呼吸になるようにする。

これはほんの数回おこなうだけでも効果があるし、十〜二十分間おこなうのもよい。流派・技法によって、呼吸をするのは鼻孔からか口からか、呼吸中に閉眼しているか開眼しているかといった相違がある。

・ストレッチ技法

関節のストレッチ運動は、特有の身体感覚（関節固有知覚）を生じさせる。ストレッチは、その身体感覚によってさまざまな苦痛から意識を逸《そ》らして、リラクゼーションを進める効果がある。

ストレッチには、首の前後左右の曲げ伸ばし、全身の伸び、両手を頭上に組んで上体を左右に曲げる、上体をひねるといった大関節の運動や、手指を背側に伸展させるといった小関節の運動など、さまざまな種類がある。実際には、これをいくつかの関節に対してゆっくりと数回ずつ繰り返して、全身のリラックスを深めようとするのである。そこではさらに、筋肉の緊張と弛緩《しかん》を交互に繰り返すという運動によるリラックス効果も期待できる。

・イメージ法

イメージ法は、快適な光景を思い浮かべ、そのイメージに浸ることによってリラクゼーションを進める技法である。指導者がいる場合には一定のイメージを構成するシナリオが使われることがあるが、一人のときは一つのテーマを選んでおこなうのがよいだろう。

静かな部屋で閉眼し、楽な姿勢で静かに呼吸しながら、「なぎさでのんびりする」、「森の中で鳥の声をきく」など自分にとってもっともリラックスできるイメージを用いてリラクゼーションを深めるのである。時間の設定は十五分程度が標準的である。

・リクリエーション活動

リクリエーションは、気ばらし、気分転換のためのごく一般的な方法であるが、自傷行為の生じる精神状態を変化させるためにも利用することができる。それにはほとんどあらゆるリクリエーション活動が応用可能である。

一人で手軽におこなえるのは、ジョギングや散歩などの軽い身体運動や、読書や書き物といった知的な活動、音楽の鑑賞や演奏、絵を描くことといった芸術的活動である。もちろん、親しい人との会話やスポーツやゲームをすることといった他者との交流を含むリクリエーション活動もまた、自傷行為を生じる精神状態から離脱するために有効である。

このような技法の一つにでも習熟すると、それは自傷行為を回避するために大きな力となる。もっとも、それを使いこなすためには、訓練を十分に積むことが必要である。これらの技法の習得は一人でも可能であるが、確実に体得するためには指導者の下で訓練することが望ましい。さらに、着実に技能を身につけるためには、毎日実施するのを習慣とする、訓練の内容とその効果を日誌につけるといったことが役立つ。

身体イメージへの働きかけ

第五章で指摘したように、自傷者には身体イメージの歪みがしばしば認められる。自傷者が自分の身体への認識を深め、それを受け入れることによって、身体イメージを改善することは治療の焦点の一つである。ウォルシュは、以下のような方法によって身体イメージを改善することを推奨している。

・健康感覚の強化

自分が健康であるという感覚は身体への安心感をもたらす。この健康の感覚を維持するためには、ダイエットや食事健康法を実行する、過剰なコーヒーやアルコール摂取を控える、健康診断を受けて身体についての安心感を保つといったことを実践するとよい。他方、自分の身体に生じた不快感に対しては、それを無視するのではなく、身体が発しているメッセージとして受け入れて、その感覚を変えることを試みる。

・セクシャリティについて考える——身体的魅力を高める

セクシャリティ（性のあり方）は、自己の感覚の重要部分であると同時に、人間関係を形成するための土台の一つである。それが自分にとって受け入れられない場合には、自傷行為を含むさまざまな問題の原因となる。

それぞれの人のセクシャリティは、実際の活動や対人関係を積み重ねながら、自分で定めてゆくものである。自分のセクシャリティを確認するための心理的作業は、自傷行為から脱するための重要な道筋である。そのために試みられるものとしては、自分自身の成熟した大人の身体を受け入れようとすることや、性的特徴を隠す、もしくは逆にそれを強調する服装をすることなどがある。

また、自分の身体的魅力を高めることは、健康の感覚を強め、セクシャリティを確認するためのポイントとなる。ダイエットして体重を適正に保つ、化粧をする、自分の好きな身体部位をイメージするといったことは、それを促進するために有用だろう。

・身体有効感

身体有効感は、身体感覚や運動感覚によってもたらされる自らを肯定的に捉える身体感覚である。これを理解するには、その典型例としてリズムに合わせて身体を動かすことの喜びや、スポーツの後の充足感を思い起こすとよいだろう。その感覚の強さは、自傷行為によって発生する痛みの強烈さを越えることもまれではない。

この感覚を意識的に利用することは、自傷行為を回避するための有用な手段となる。それはたとえば、スポーツやダンスなどのリズミカルな身体運動をする、温泉やマッサージに行って身体的にリラックスする、手足の動きをゆっくり歩きながら確認する、浮き輪で水に浮かぶ、音楽を演奏する、手足をのびのびと使って絵を描くといった活動である。

身体イメージの改善によって自分の身体を好きになり、身体の運動を楽しむことができるようになる。このようなポジティブな身体イメージが育《はぐく》まれると、自傷行為はそれだけ生じにくくなる。

認知療法

認知療法は、問題を生じさせている認知を修正することによって問題の解決をはかろうとする治療法である。この認知療法では、自傷行為の発生プロセスを理解し、それを防止するための努力がおこなわれる。

図6は、自傷行為がどのように歪んだ認知（病的な思い込みや自動的思考）から発生するのかを示している。認知療法では、認知を再構成し修正することによって自傷行為を防

図6　認知療法における自傷行為の発生過程のモデル

①中心にある思い込み：「どうせ私は失敗します」、「私はだれからも愛されていません」

⇩

②介在する思い込み：「私は自傷行為の痛みにふさわしい存在です」、「自傷行為は他の何よりも私の精神的な苦痛をまぎらわすのに役立ちます」、「自傷行為は私のいつものやり方です」

⇩

③自動的思考：「刃物を持ってきて、カットしなくちゃならない」

⇩

④行動・反応：「リストカットしました。その痛みのせいで、そのときだけは悲しみやパニックを忘れることができました」

これはウォルシュ（2006）の図を改変したものである。このような認知過程の理解のモデルは、他の書籍にもしばしば掲げられている。

止できると考えられている。

自傷行為を生じる歪んだ認知は、図の①②③のように分類できる。自動的思考（図の③）は、自傷行為に走るときに付随しているもっとも意識化されやすい認知である。中心にある思い込み（図の①）とは、生活のさまざまな場面で患者の判断や行動を支配している根の深い考え方である。介在する思い込み（図の②）とは、自動的思考と中心にある思い込みとの間を結びつけている思い込みである。それはたとえば、自己否定的な考え方にもとづいて自傷行為を促す「自分は否定されるべき存在ですから、自分の身体を傷つけて痛い思いをするのは当然です」といった考え方である。

図に示しているもののほかにも、自傷者では「私は感情的な辛さに耐えられません」、「私には幸せになる資格がありません」といった自己否定的な認知があることもまれではない。

認知療法では、これらの病的な認知に対して、

(1)さまざまな歪んだ認知の存在を患者に認識してもらうこと

(2)認知が妥当であるかどうか、他の考え方も可能ではないかといった検討をおこなうこと

(3)それらの認知の歪みへの再考を促すこと

(4)最後に、もっとも変化しにくい中心にある思い込み（図の①）を変えることという働きかけが段階的に進められる。

認知療法ではさらに、自傷行為に関連する感情統御能力の不十分さ、対人関係のゆきづまりのパターンといったさまざまな認知や行動の歪みに対しても同様のアプローチがおこなわれる。そこで目指されるのは、感情の統御能力を向上させ、非適応的パターンを改善することによって自傷行為の生じる状況の発生を未然に防ぐことである。

このような認知への働きかけと同時に、認知療法では、治療教育、リラクゼーション訓練といったさまざまな技法が併用されることが一般的である。この認知療法は通常、毎週一回一時間の計十数回の面接で実施される。

リネハンの弁証法的行動療法

自傷行為を伴う境界性パーソナリティ障害に対して有効性が確認された治療法として有名なのは、米国のリネハンによって開発された弁証法的行動療法である。それは、従来のものにないユニークな特質があり、治療の新しい流れを作ったものとされている。ここではその基本的な考え方を紹介しよう。

この治療法の名称に「弁証法」の語が用いられているのは、自分が感情的に傷つきやすい一方で自分の感情に意味を感じられないといった互いに対立するようにみえる患者の訴えを、二律背反的にではなく、矛盾なく並存しているものとして「弁証法」的に取り扱おうとする考え方が応用されているからである。それゆえここでは、対立する考え方を二分して扱うのではなく、それらを超えた視点から把握して、行動を組み立ててゆくことが重視される。

弁証法的行動療法のポイントは、次のようなものである。

・マインドフルネス

弁証法的行動療法では、矛盾している状態を超えた視点を獲得して、揺さぶられてもなおバランスを保つことができるマインドフルネスと呼ばれる心の状態を達成することが重視されている。これは、東洋的な精神的修行、とくに禅から発想を得たものとされており、弁証法的行動療法の治療全体を通じて求められている基本的な課題である。

マインドフルネスとは、理性と感情の両方を視野におきながら、両者を超えた地点に立って、考え、行動することのできる心の状態である。これをリネハンの図（図7）を用いて説明しよう。

「賢い心」すなわちマインドフルネスとは、「理性の心」と「感情の心」との間のバランスが保たれている状態である。この状態において人間は、自分の心をうまくコントロールすることが可能になる。理性の心と感情の心のどちらに偏っても、いいかえれば、頭だけの理屈に頼ることもその逆に感情に支配されることも、人間が行動を誤る原因となる。その両方を大切にすることによってこそ、新たに自分を発見する気づきの体験や、自分にふさわしい行動を選択することを実現しうるのである。

図 7　心の状態

弁証法的行動療法の「配布資料」(リネハン Linehan MM “Skills training manual for treating borderline personality disorder” The Guilford Press, 1993) より

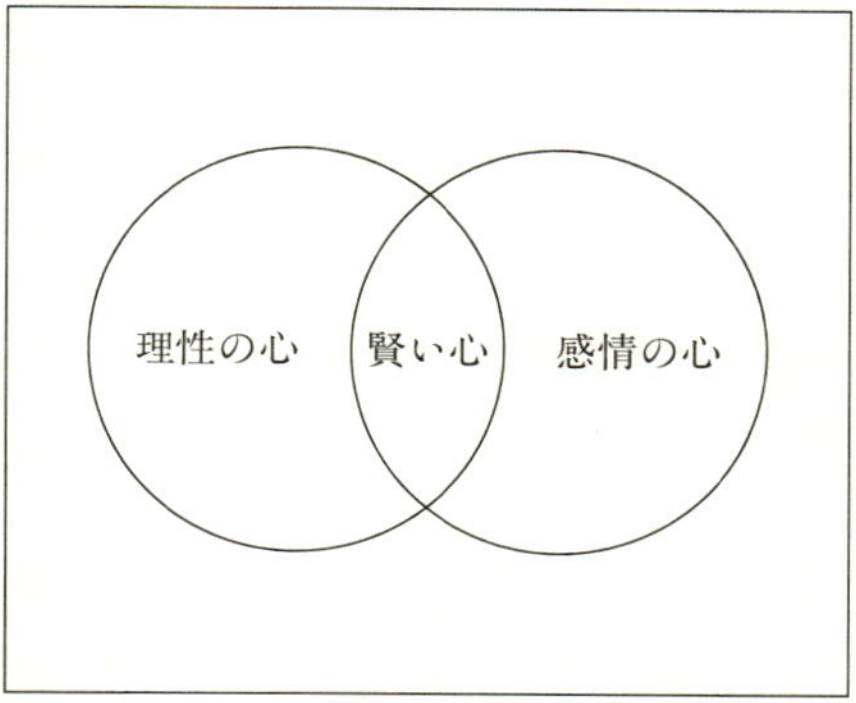

「理性の心」は、知的、合理的な考えや事実にもとづいて冷静に行動する心の状態のことである。「感情の心」とは、その時の感情や気分状態に支配されている心の状態である。「賢い心」とは、その両者が統合された状態である。

マインドフルネスを論理的に説明することはむずかしい。これは実際に技法を実践しながら、体験的に理解しようとすることが大切である。

弁証法的行動療法では、表8に示されているようなマインドフルネスを習得するための技能として「それが何なのかを把握する技法」と「それをそのままに把握する技法」

表 8　マインドフルネス（賢い心）を習得するための技能

「それが何なのかを把握する」	「(物事を) 無心に観察する」、「(観察したものを) 言葉にする」、「体験に浸りきる」を訓練する。
「それをそのままに把握する」	「(物事の把握において) 一切の判断をしない」、「一時に一つにだけ集中する」、「状況や自分の目的に応じて認識する」を訓練する。

が用意されている。この技法を習得する目的は、自分の思考や感情の影響を排除して、動じることなく物事をそのままに受け止める能力を高めることである。

・「効果的な対人関係」と「感情の統御」

これら二つは、集団療法の設定で、多くの種類の実際的な訓練がおこなわれるテーマである。「効果的な対人関係」では、「対人関係を安定させる」、「やりたいこととしなければならないことのバランスを保つ」、「物事をやり通して自尊心を高める」といった訓練がおこなわれる。

次の「感情の統御」では、マインドフルネスの技法によって感情の傷つきやすさや苦痛を減らすことが課題となる。ここでは感情が、対人交流を形成する、行動を動機づける、自己を確認するといったプラスの機能を担うものとして捉えられている。

実際の治療では、このような感情のプラスの面を生かすために、さまざまな種類の感情の発生様式やその表出の方法を自傷者に学んでもらい、感情体験への対処法のレパートリーを広げるトレーニングがおこなわれる。

・「困難に耐える」

ここでは、代表的な「困難に耐える」技法として、「根本的受容（ラジカル・アクセプタンス）」をみてみよう。それは、「苦しみから自由になるためには、心の奥深くから物事をそのままに受け入れる」こと、「その瞬間を耐えようと決意する」ことである。この認知の様式は、理性や感情の動きを超えたマインドフルネスの考え方を徹底させたものである。

さらに「困難に耐える」では、「自分の意思を活かす」ことが勧められている。これは、「状況において必要なことをなすこと」、「『賢い心』に耳を傾けること」であり、それはまた「宇宙の、大地の、そして自分の目の前にいる人とのつながりへの気づき」にもとづく行動をおこなうことである。このような「自分の意思を活かす」訓練によって、人はありのままの自分の行動をとれるようになる。

「困難に耐える」ことは、マインドフルネスの考え方を認識と行動において徹底させることにほかならない。それは、その対極の回復を妨げる「自分の意思にこだわる」ことの説明によっていっそう明確になるだろう。

「自分の意思にこだわる」とは、理性や感情に支配されており、「賢い心」から遠ざかっている状態である。これは、「自分を変えようとしない」、「自分をあきらめる」、「状況を固定する」、「その瞬間に耐えることをやめる」のと同じ意味であり、そのようなありさまでは、新しい気づきの体験などとうてい実現できないのである。

そのほかの「困難に耐える」ための方法として、弁証法的行動療法では、リクリエーション活動やイメージの操作、呼吸法などのリラクゼーション技法が推奨されている。ここにはまた、ほほえみの表情をしてみることで、心の状態を変えようとする「ほほえみ訓練」といった創意に溢《あふ》れた訓練が含まれている。

実際の弁証法的行動療法では、週二回の集団生活技能訓練と週一回の個人精神療法が約一年間続けられるのが一般的である。

弁証法的行動療法では、このようにすべての認識、行為に対する気づきを深めて、よく意識化された明晰な思考や判断を実現することが目指されている。このような発想は、従来の認知療法における認知プロセスの単純な理解を拡張して、哲学的、宗教的な認識論や行為論、さらに生き方までを視野に入れようとしたものということができる。

また、弁証法的行動療法では、矛盾や曖昧さを許容する態度が含まれており、患者がとらわれている、直線的に問題にぶつかってゆく行動パターンを停止させ、別の方向から問題に取り組むことに力点がおかれている。それは、患者がゆきづまっている状況と闘うのでなく、逆にそれを受け入れることを勧めることといいかえてもよい。患者は、その状況をもたらした硬直した思考や行動を放棄することを求められているのである。

そこには、基本的な発想の転換がある。

ここで紹介した考え方や技法は、自傷行為への対応や治療の現場で応用することができる。とくに本章の前半で述べた対処法の使用と身体イメージへの働きかけは、自傷者が一人ででも実践できる比較的手軽な対処技法である。他方、後半に紹介した認知療法と弁証法的行動療法は、自傷行為に積極的に取り組むための治療法といえる。

実際には、多くの方法の中から、自傷者や対応・治療にあたる人が有効と感じられるものを選んで用いるのがよいだろう。確実に有効だという方法はなくとも、それぞれのケースに適合した方法を見つけることは可能である。それらが少しでも効果を生むならば、そのぶんだけ回復への道が広げられることになる。

エピローグ　「わたし」の回復

贈ることば

自傷行為への取り組みにおいてもっとも強い影響力を発揮するのは、自傷者自身である。それは、自傷行為が自分の意思でおこなわれる行動であることから明らかであろう。そしてその次に大きな力となるのは、家族や友人、教師などの自傷者と身近で関わることのできる人々である。

それに対して本書で呈示した精神科治療スタッフの働きかけは、自傷者やその関係者に利用されることではじめて有効性を発揮できるという性質のものである。本書の終わりにあたり、この原点に立ち返って、問題の解決に大きな力を持つ自傷者とその援助をおこなう関係者の方々への贈ることばを記すことにしたい。

自傷行為をおこなうあなたへ

自傷するには理由がある

ご自分の身体を傷つけるのには、それ相応の理由があるはずです。

たとえば、あなたが自らの価値を認められず、ご自分が傷つくことを当然だと感じて自傷行為をおこなっているのなら、そう感じるにいたった事情をあなたはきっと思い浮かべることができるでしょう。それは、心をこめて努力してきた試みが失敗して自尊心が大きく傷ついた、大切な人との関係がゆきづまって絶望したといった体験かもしれません。このような出来事に対して、ご自分の身体を傷つけることで反応することは、けっして理解できないことではありません。

しかし、自分の身体を傷つける人たちには、ほとんど常に別の事情も見出されます。それは、その人たちが「わたし」の本来の姿が見失われている状態にあるということです。本来の自分ならしないであろう行動をとってしまうのは、どうしていいかわからなくなっているからなのです。そのような人たちでは、ほかにも矛盾した行動が見られて、それによって苦悩を増していることが少なくありません。

「わたし」を取り戻す

絶望にうちひしがれたり、自分の存在が否定されたと感じさせられたりして、「どうしていいかわからない」状況に陥ることは、人生の中でけっしてまれではありません。しかし、思い出してみてください。これまでのあなたは、そのような苦しい状況の中で、自分にふさわしいふるまいを選択することで「わたし」を作り上げてきたのではありませんか？　そのような状況で「わたし」の問題に取り組むことは、あなたにとって大きな価値のある作業なのです。

そこで必要なのは、さまざまな行動のメリットとデメリットをよく検討して、「わたし」にふさわしい行動を選び取ることです。「どうしていいかわからない」ままとった行動は、その時だけ苦痛を和らげるかもしれませんが、「わたし」を作り上げる材料にはなりません。ところが、じっくり考えて選んだ行動は、それがたとえ完全な成功にいたらなくとも、新しい「わたし」の一部になってゆくのです。

私は、あなたが本来の「わたし」を取り戻して、ご自分にふさわしい行動を選択することが回復につながると考えています。しかしそうはいっても、そのような作業は一般に容易ではありません。それは一時的に苦しみを増やすことすらあります。「わたし」が見失われているということは、それまでの自分の認識と現実とのずれが積み重なった結果ですから、容易に解消できないことが多いのです。

しかし簡単に解決が見えてこなくとも、自分にふさわしい行動を選ぼうとする努力を続けることは大切です。その努力によってこそ、自分のあり方を確立し、自尊心を回復する道が拓かれるのです。自傷行為への取り組みは、きっとこの重要な「わたし」の課題を進めることになるでしょう。

再びダイアナ妃の人生から

本書第二章で取り上げたダイアナ妃について再び考えてみましょう。「世紀の結婚式」のときのダイアナは、世界中の女性の夢をわが身に実現したシンデレラでした。しかしその実態は、そのようなものからかけ離れていました。彼女は、結婚生活での苦労に加えて、うつ状態や摂食障害に悩まされながら、自傷行為を繰り返していたのです。

彼女がそこから回復することができたのは、その境遇の中で自分を生かす道を見出したからです。その努力の中で彼女は、苦難と成功から多くを学びながら、「わたし」を取り戻してゆきました。その結果、彼女は他の人々を助ける人生を選びとり、その人生の最後までボランティア活動などの社会貢献を続けたのです。

ダイアナ妃の人生で見られたように、自傷行為からの回復には、自分自身の本来の姿を確認することが一つの鍵になります。そのためのポイントを二つ挙げておきましょう。第一は、「わたし」を回復するためには、尊重され大切にされる自分を確認することです。ダイアナ妃は、苦境の中でも自分を確認すること、自分を受け入れることを積極的に進め、自尊心を回復することができました。

第二は、周囲の人々との関わりを「わたし」を作り上げるために積極的に利用することです。自傷者が孤立することによって、解決を遅らせていることはしばしば観察されることです。反対にダイアナの回復過程で見られたように、重要な人々との関わりが回復に役立ったケースは枚挙にいとまがありません。

私は、あなたが周囲の人々から大切にされる価値ある存在であることを確認しながら、そして周囲の人々から多くを学びとりながら、たしかな「わたし」を作り上げてゆくことを願っています。

自傷者を援助する皆さんへ

援助の課題

自傷者を援助しようとする皆さんの課題は、これまで本書で述べてきたことからおわかりのように、自傷者が自分にふさわしい行動を選択するのを援助することです。それは、自傷行為のような自分に対しておこなわれる行動を変化させるのになにより重要なのは、自傷者の意思だからです。

多くの自傷者は自分の姿を見失い、目の前の苦難にそれにふさわしい方法で対処することができなくなっています。この状態から回復するために必要なのは、自傷者みずからが決断し行動する力を強めることです。

自傷者への援助の前提は、自傷者をみずから考え行動する主体として尊重することです。そのためにはまず、自傷者本人の考え方や判断を最大限に尊重しなくてはなりません。自傷行為に、なんとかして生きようとする試みといったプラスの側面を認めることもその一つです。皆さんが自傷者の続けてきた努力を認めようとするなら、自傷者はそこから自分の力で新しい行動を組み立てようとする勇気を得るでしょう。

ただしこれは、皆さんが自傷者の考えや行動をそのまま受け入れるべきだということではありません。相手を自らに責任を負うことのできる存在と認めるなら、皆さんがしっかりご自分の意見を述べるのは、むしろ当然なことです。自傷者をそのように尊重したうえで発せられる助言なら、それは、自傷者にとってきっと有意義なものとなるでしょう。

役割を守ること

皆さんにとくに注意してほしいのは、関わりの中でそれぞれの役割を守るべきだということです。自傷者の対人関係では、それぞれの役割が混乱し、行動の責任の所在が不明確となっており、それが自傷行為の発生要因の一つとなっていることがしばしばあります。対人関係で互いの役割を明確にすることには、自傷行為の発生を防止する効果があると考えられます。それはまた、自分のあり方の確認を容易にし、自傷者が自分を取り戻すことに貢献するでしょう。

反対に皆さんが自らの役割をこえて関わろうとすると、自傷者の本来の判断や活動が圧迫されたり、皆さんに過剰な負担が生じたりします。それゆえ、それぞれの役割をよくたしかめながら関わることは、援助者の基本原則だということができます。本来の役割を保つことによって皆さんは、家族として、友人として、教師として自傷者との無理のない関わりが可能となるのです。

皆さんの援助が結果として「治療」的に作用することがしばしばあるとしても、皆さんがその立場をこえて「治療」を志さないほうがよいというのは、この自分の役割を守るという意味においてです。

これは実は皆さんだけの課題ではありません。精神保健の専門家や精神科治療スタッフでも、その立場をこえた援助をしようとして失敗することがまれでないのです。ですから、精神科治療スタッフは、治療スタッフとしての役割が混乱するのを避けるために、自分たちの家族や友人を担当しないことを原則にしています。自傷者の問題と取り組むなかで、無用に揺さぶられないためには、自らの役割をよく認識して、それを踏み外さないことが重要です。

自傷者の責任とは

援助する皆さんも自傷者も、自分の役割に応じた責任のある存在として関わることが重要だと先に記しました。しかし、ここで注意していただきたいのは、「責任」という語が使われているからといって、自傷者に自分の行動の責任をとらせよといっているのではないということです。

責任をとるということは、この場合、自傷者本人がそうすることを選び取ってはじめて意味があるものです。そもそも責任をとれといって追及したり、責任を押しつけたりするのは、高みに立つ権威者として自傷者と関わっていることであり、援助者の役割を逸脱することです。そのような関わりは、自傷者と援助者の関係を混乱させ、結果的に回復を滞らせることになるでしょう。

集団の問題

自傷行為をきっかけとして明らかになった集団の問題に対しては、自傷者個人への対応とは別の考え方が必要です。集団の問題は、自傷者自身に本来の責任がある自傷行為と相違して、関係者である皆さんに責任のある事柄だからです。自傷者の関係者は、自傷行為に関連したいじめや非行グループの存在、鬱積した不満や不安といった集団の問題に積極的に取り組まなくてはなりません。このような問題に皆さんが取り組むことは、自傷者の負担を減らすばかりでなく、他のメンバーに自傷行為が波及する流行といった問題を防止することに通じることになります。

息の長い取り組みを

自傷者の回復には、長い期間がかかることがあります。また、広い範囲の問題に取り組まなければならないこともしばしばです。それゆえ、自傷者を援助する皆さんは、互いに協力しサポートしあうことが大切です。立場が変わったらその役割を他の人に引き継ぐ、疲れたら休むといったことも随時必要です。それぞれの役割の範囲を守り、自然な形で無理なく関わることが、自傷者にとってなによりもよいお手本となると思います。

皆さんの努力は、たとえ部分的で短期間のものであっても、それが積み重ねられるならば、きっと自傷者の回復によって報われるでしょう。

自傷行為に学ぶ

最後に自傷行為に対する精神科治療についてコメントしておきたい。

筆者は、治療という言葉にある種の僭越《せんえつ》さを感じている。それは、これまで繰り返し述べてきたように、自傷行為に対してなにをなすかは自傷者本人が決定することであり、それからの回復は自傷者本人の力によるところが大だからである。周囲にいる関係者と同様、治療スタッフにできることは、自傷者自身の回復の努力を援助することでしかない。

それでも、自傷者の協力が得られるならば、精神科治療は大きな力となる。そこでは、自傷者のさまざまなふるまいを、その人の考えや感情、さらに生活史の流れの中に位置づけ、自傷者の生きる方向を捉えようとする対話がおこなわれる。そしてそこで導入される薬物療法には、自傷行為の衝動を弱める効果が期待できる。さらに、自傷行為が精神疾患を背景に生じている場合には、それへの治療が自傷行為を防止するための有力な対策となる。

しかし、たとえ治療が有効であっても、その人の「わたし」のあり方が大きく損なわれている場合には、回復までに労苦を伴う多くの作業が必要になると考えなくてはならない。それゆえ治療では、回復の道筋を照らし出し、その道をゆく自傷者とその関係者を勇気づけることが目指されるべきだと思う。

そのために私たちは、自傷行為の中で苦闘する人々やそこから回復した人々、援助を実践した人々の体験から、これからもまだまだ多くを学ぶ必要がある。

おわりに

本書は、精神科医療の立場から自傷行為への対応策を一般の方々に伝えたいという筆者の願いにもとづいて企画されたものである。

自傷行為は、精神科医が相談を持ちかけられることが多い問題の一つである。しかしこの問題は、すぐに対応策を定められるものではなく、相談には相当の時間を必要とする。このような業務には、それがごく重要であるにもかかわらず、私の仕事時間の中でとても対応できないのが実情である。そのため、自傷行為についての精神医学的な知識を伝え、その対応のだいたいの道筋を示す本書が必要になったのである。

自傷行為には、こうすれば確実に回復するという定まった処方箋は存在しない。個々の事例に対してさまざまな理解や対応策を当てはめながら取り組んでゆくしかないのである。しかしその解決について悲観的になる必要はない。さまざまな方法を試み、工夫を重ねているうちに、問題解決の道がきっと見つかるものだからである。本書で示されているようなアプローチを組み合わせて、粘り強く努力を続けることによって、それぞれの人にふさわしい回復を達成することは十分に可能である。

本書の記述のほとんどは、自傷行為に対応する側、治療する側から書かれたものである。そしてその記述の対象は、自殺未遂と重なるような症例、明らかな精神障害を合併している重症の症例に偏っている。それは、筆者が精神科医療の現場でそのような患者の治療に携わっているからである。筆者は、そのような立場にある者として、本書において自傷行為のなるべく多くに当てはまる記述を心がけたつもりである。

しかし、本書が精神科医療で扱われる自傷行為を過不足なく捉えているかと問われるなら、まだ不十分だとしか答えようがない。それは、筆者が本書の執筆中にも次々とそれまで見られなかったタイプの自傷者に出会い、自傷行為を把握することの難しさを思い知らされてきたからである。また、精神科治療スタッフの中にも、本書とは別の立場や考え方をお持ちの方もおいでだろう。それらの人々の考え方も併せて検討するなら、治療の有効性をもっと高めることができるかもしれない。

精神科医療の外に目を転じれば、さらに別の可能性を見出すことができる。近年、多くの書籍やインターネット上のホームページで、自傷者自身によってその体験や回復過程が公表されるようになっている。それらは、自傷行為に関わるすべての人にとって、多くを学ぶことのできる貴重な機会である。それはまた、自傷者が力をつけつつあることを意味している。そのような活動のさらなる発展を期待したい。

本書がさまざまな制約を抱えているとしても、自傷行為への一般の読者の理解を深め、適切な対応を進めることに少しでも貢献するならば、筆者としてそれに勝る喜びはない。しかし、自傷行為に的確に対応するためには、まだまだ多くの課題が残されているのもたしかである。今後とも精神医学的研究を進め、治療についての議論を深めてゆかなければならないし、その文化的、社会的背景などについての検討も重ねなくてはならない。

筆者はここであらためて、さまざまな立場から自傷行為に対して解明の光をあてて、そこからの回復の道筋を明らかにすることを呼びかけたいと思う。

引用文献・参考文献

第一章

山口亜希子・松本俊彦・近藤智津恵 他「大学生における自傷行為の経験率——自記式質問票による調査」『精神医学』四六巻、二〇〇四年。

飛鳥井望「自殺の危険因子としての精神障害——生命的危険性の高い企図手段をもちいた自殺失敗者の診断学的検討」『精神神経誌』九六号、一九九四年。

パティソンとカーハン　Pattison EM, Kahan J : The deliberate self-harm syndrome. American Journal of Psychiatry 140, 1983.

ウォルシュとローゼン　Walsh BW, Rosen PM : Self-mutilation : Theory, research, and treatment. Guilford Press, 1988.（松本俊彦・山口亜希子訳『自傷行為——実証的研究と治療指針』金剛出版、二〇〇五年）

ファヴァッツァ　Favazza AR : Bodies under siege : Self-mutilation and body modification in culture and psychiatry, 2nd Ed. The Johns Hopkins University Press, 1996.

ブリールとジル　Briere J, Gil E : Self-mutilation in clinical and general population samples : Prevalence, correlates and functions. American Journal of Orthopsychiatry 68, 1998.

ガンネルら　Gunnell D, Ho D, Murray V : Medical management of deliberate drug overdose : A neglected area for suicide prevention. Emergency Medicine Journal 21, 2004.

ウェルチ　Welch SS : A review of the literature on the epidemiology of parasuicide in the general population. Psychiatric Services 52, 2001.

ホートンら　Hawton K, Rodham K, Evans E, et al. : Deliberate self harm in adolescents : Self report

survey in schools in England. British Medical Journal 325, 2002.
山口亜希子・松本俊彦「女子高校生における自傷行為――喫煙・飲酒、ピアス、過食傾向との関係」『精神医学』四七巻、二〇〇五年。
バーバーら　Barber ME, Marzuk PM, Leon AC, et al.: Aborted suicide attempts: A new classification of suicidal behavior. American Journal of Psychiatry 155, 1998.
松本俊彦「非行・反社会的行動と自傷行為」『こころの科学』一二七号、二〇〇六年。
ローマンとハルトマン　Rohmann UH, Hartmann H: Autoaggression: Grundlagen und Behandlungsmöglichkeiten. Broshiert, 1988.（三原博光訳『自傷行動の理解と治療』岩崎学術出版社、一九九八年）

第二章

モートン　Morton A: Diana: Her true story in her own words, revised edition. Michael O'Mara Books, 1997.（入江真佐子訳『完全版ダイアナ妃の真実――彼女自身の言葉による』早川書房、一九九七年）
デイビス　Davies N: Diana. Birch Lane, 1992.（広瀬順弘訳『ダイアナ――孤独なプリンセス』上・下、読売新聞社、一九九六年）

第三章

ワイスマンら　Weissman MM, Bland RC, Canino GJ, et al.: Prevalence of suicide ideation and suicide attempts in nine countries. Psychological Medicine 29, 1999.
ホートンら　Hawton K, Fagg J, Simkin S, et al.: Trends in deliberate self-harm in Oxford, 1985-1995. Implications for clinical services and the prevention of suicide. British Journal of Psychiatry 171, 1997.

ホートンら　Hawton K, Harriss L, Hall S, et al.: Deliberate self-harm in Oxford, 1990-2000: A time of change in patient characteristics. Psychological Medicine 33, 2003.

ホートンら　Hawton K, Harriss L, Appleby L, et al.: Effect of death of Diana princess of Wales on suicide and deliberate self-harm. British Journal of Psychiatry 177, 2000.

ホートンら　Deliberate self harm in adolescents: Self report survey in schools in England.（前掲）

ファヴァッツァ　Bodies under siege: Self-mutilation and body modification in culture and psychiatry.（前掲）

スタンレーとブロドスキ　Stanley B, Brodsky BS: Suicidal and self-injurious behavior in borderline personality disorder: A self-regulation model. In Gunderson JG, Hoffman PD Eds. Understanding and treating borderline personality disorder: A guide. American Psychiatric Publishing, 2005.（林直樹・佐藤美奈子訳「境界性パーソナリティ障害における自殺関連行動と自傷行為」『境界性パーソナリティ障害最新ガイド』（第三章）、星和書店、二〇〇六年）

西園昌久「死との戯れ——手首自傷症候群を中心に」『岩波講座　精神の科学』第一〇巻、岩波書店、一九八三年。

小原圭司「自傷のサブカルチャー」『こころの科学』一二七号、二〇〇六年。

石毛奈緒子「自傷の文化史」『こころの科学』一二七号、二〇〇六年。

ウィンチェルとスタンレー　Winchel RM, Stanley M: Self-injurious behavior: A review of the behavior and biology of self-mutilation. American Journal of Psychiatry 148, 1991.

第四章

メニンジャー　Menninger KA: Man against himself. Harcourt Brace & World, 1938.（草野栄三良訳『おのれに背くもの』上・下、日本教文社、一九五二年）

クライトマンら　Kreitman N, Philip AE, Greer S, et al. : Parasuicide. British Journal of Psychiatry 115, 1969.
ドゥレオら　De Leo D, Burgis S, Bertolote JM, et al. : Definitions of suicidal behaviour. In De Leo D, Bille-Brahe U, Kerkhof A, Schmidtke A Eds. Suicidal behaviour. Hogrefe & Huber, 2004.
シュナイドマン　Shneidman ES : Suicide as psychache : A clinical approach to self-destructive behavior. Aronson, 1993.（高橋祥友訳『シュナイドマンの自殺学——自己破壊行動に対する臨床的アプローチ』金剛出版、二〇〇五年）
ウォルシュとローゼン　Self-mutilation : Theory, research, and treatment.（前掲）
ザールとホートン　Zahl DL, Hawton K : Repetition of deliberate self-harm and subsequent suicide risk : Long-term follow-up study of 11, 583 patients. British Journal of Psychiatry 1855. 70-75, 2004.
マリスら　Maris R, Berman A, Silverman M : The theoretical component in suicidology. In Comprehensive textbook of suicidology, Guilford Press, 2000.
松本俊彦・山口亜希子・阿瀬川孝治 他「過量服薬を行う女性自傷者の臨床的特徴」『精神医学』四七巻、二〇〇五年。
張賢徳・竹内龍雄・林竜介 他「自殺行為の最終段階についての研究——『解離』仮説」『脳と精神の科学』一〇巻、一九九九年。
フリーマン　Lucy Freeman : Why Norma Jean Killed Marilyn Monroe. Triumph Books, 1992.（屋代通子訳『なぜノーマ・ジーンはマリリン・モンローを殺したか』扶桑社、一九九四年）
ミラー　Miller A : Timebends : A life. Minerva, 1990.（倉橋健訳『アーサー・ミラー自伝』下、早川書房、一九九六年）
南条あや『卒業式まで死にません』新潮社、二〇〇〇年。
林直樹「パーソナリティ障害の薬物療法と自殺・過量服薬の危険性」『臨床精神薬理』九巻、二〇〇六年。

参考文献：高橋祥友『自殺の危険　新訂増補版』金剛出版、二〇〇六年。［自殺、自殺未遂についての基本的知識を得るために有用］

第五章

ミルンスら　Milnes D, Owens D, Blenkiron P: Problems reported by self-harm patients: Perception, hopelessness, and suicidal intent. Journal of Psychosomatic Research 53, 2002.

林直樹「リストカットをどう診るか？」『こころの科学』一一五号、二〇〇四年。

林直樹「境界性パーソナリティ障害の自傷行為の個人精神療法」『精神療法』三一巻、二〇〇五年。

松本俊彦ら「過量服薬を行う女性自傷者の臨床的特徴」（前掲）

第六章

ホーら　Haw C, Hawton K, Houston K, et al.: Psychiatric and personality disorders in deliberate self-harm patients. British Journal of Psychiatry 178, 2001.

ファヴァッツァ　Bodies under siege. Self-mutilation and body modification in culture and psychiatry.（前掲）

ガンダーソンら　Gunderson JG & Ridolfi M: Borderline personality disorder: Suicidality and self-mutilation. Annals of the New York Academy of Sciences 932, 2001.

参考文献：林直樹『人格障害の臨床評価と治療』金剛出版、二〇〇二年。［パーソナリティ障害全般の知識を得るのに有用］

第七章

林直樹「自傷行為への対応・治療の基本」『こころの科学』一二七号、二〇〇六年。

エリスとニューマン　Ellis TE, Newman CF: Choosing to live: How to defeat suicide through cognitive therapy. New Harbinger, 1996.（高橋祥友訳『自殺予防の認知療法』日本評論社、二〇〇五年）

第八章

林直樹「自傷行為」『臨床精神医学』三五巻、今日の精神科治療指針、二〇〇六年。

参考文献：野村総一郎『精神科にできること——脳の医学、心の治療』講談社現代新書、二〇〇二年。

［精神科医療全般に対する治療の実際に即した解説がおこなわれている］

第九章

ウォルシュ　Walsh BW: Treating self-injury: A practical guide. Guilford Press, 2006.（松本俊彦他訳『自傷行為治療ガイド』金剛出版、二〇〇七年）
荒川唱子・小板橋喜久代編『看護にいかすリラクセーション技法——ホリスティックアプローチ』医学書院、二〇〇一年。
リネハン　Linehan MM: Skills training manual for treating borderline personality disorder. Guilford Press, 1993.
参考文献：ベル　Bell L: Managing intense emotions and overcoming self-destructive habits: A self-help manual. Brunner-Routledge, 2003.（井沢功一朗・松岡律訳『自傷行為とつらい感情に悩む人のために』誠信書房、二〇〇六年。［境界性パーソナリティ障害患者のための自己学習治療プログラムであり、この種の書物のなかでもとくに優れたものである］

N.D.C.493 190p 18cm
ISBN978-4-06-287912-5

講談社現代新書 1912

リストカット

二〇〇七年一〇月二〇日第一刷発行

著者 林直樹《はやしなおき》 © Naoki Hayashi 2007

発行者 野間佐和子

発行所 株式会社講談社
東京都文京区音羽二丁目一二―二一 郵便番号一一二―八〇〇一
電話 出版部 〇三―五三九五―三五二一
販売部 〇三―五三九五―五八一七
業務部 〇三―五三九五―三六一五

装幀者 中島英樹

印刷所 凸版印刷株式会社

製本所 株式会社大進堂

定価はカバーに表示してあります Printed in Japan

「講談社現代新書」の刊行にあたって

教養は万人が身をもって養い創造すべきものであって、一部の専門家の占有物として、ただ一方的に人々の手もとに配布され伝達されうるものではありません。

しかし、不幸にしてわが国の現状では、教養の重要な養いとなるべき書物は、ほとんど講壇からの天下りや単なる解説に終始し、知識技術を真剣に希求する青少年・学生・一般民衆の根本的な疑問や興味は、けっして十分に答えられ、解きほぐされ、手引きされることがありません。万人の内奥から発した真正の教養への芽ばえが、こうして放置され、むなしく滅びさる運命にゆだねられているのです。

このことは、中・高校だけで教育をおわる人々の成長をはばんでいるだけでなく、大学に進んだり、インテリと目されたりする人々の精神力の健康さえもむしばみ、わが国の文化の実質をまことに脆弱なものにしています。単なる博識以上の根強い思索力・判断力、および確かな技術にささえられた教養を必要とする日本の将来にとって、これは真剣に憂慮されなければならない事態であるといわなければなりません。

わたしたちの「講談社現代新書」は、この事態の克服を意図して計画されたものです。これによってわたしたちは、講壇からの天下りでもなく、単なる解説書でもない、もっぱら万人の魂に生ずる初発的かつ根本的な問題をとらえ、掘り起こし、手引きし、しかも最新の知識への展望を万人に確立させる書物を、新しく世の中に送り出したいと念願しています。

わたしたちは、創業以来民衆を対象とする啓蒙の仕事に専心してきた講談社にとって、これこそもっともふさわしい課題であり、伝統ある出版社としての義務でもあると考えているのです。

一九六四年四月　野間省一